AF342946

JUSTIFICATION

DES

ANCIENS.

OU L'ON FAIT VOIR qu'ils ont sçû ce que les Modernes nous debitent en MEDECINE comme de nouvelles découvertes.

Par M. JOBERT, Docteur en Medecine.

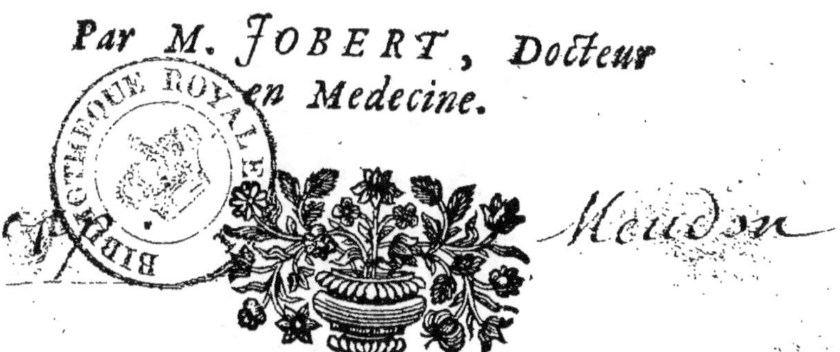

A PARIS,
Chez ESTIENNE CHARDON, ruë
Galande, prés S. Blaise.

M. DC. XC.
Avec Approbation & Permission.

JUSTIFICATION

DES

ANCIENS

OU L'ON FAIT VOIR

que ce que les Auteurs
Modernes nous apprennent en
Médecine comme de
nouvelles découvertes.

Par M. COEBERT, Docteur
en Médecine.

A PARIS,
Chez EST IENNE GANEAU,
rue S. Jacques.

M. DCC.
Avec Approbation & Privilege.

PREFACE.

LES Modernes pré-
tendent par leur
nouveau travail,
& par leurs curieuses ex-
periences avoir decouvert
dans la nature, & sur tout
dans la Medecine, mille
belles choses qui ont échappé aux lumieres des An-
ciens, faute (disent-ils)
des experiences necessaires
qui les eussent tiré de l'i-
gnorance où ils ont croupi,

PREFACE.

& qui leur eussent appris que le foye n'est point le principe du sang ny l'origine des veines, comme on veut qu'ils ayent toûjours crû, mais le cœur. _Que_ le sang circule dans les veines & les arteres, ce qu'on dit qu'ils ont ignoré. _Que_ l'enfant ne se nourrit pas dans le ventre du sang de la mere par la veine ombilicale, comme on assure qu'ils ont toûjours enseigné, mais plûtost par la bouche, & même de lait. _Que_ le lait ne se fait pas du sang qui remonte des parties basses aux

PREFACE.

mammelles par la veine E-
pigaftrique & la mammai-
re, comme on leur impofe,
mais immediatement du
chile. Que la generation de
l'homme ne fe fait pas dans
l'uterus par le mélange de
la femence du mâle & de
la femelle, comme on dit
qu'ils l'ont écrit, mais par
le moyen des œufs. Ils euffent encore (ajoûtent-ils)
avec le fecours de l'experience, connu les trompes de
Fallope, les vaiffeaux fali-
vaires, & les glandes des
inteftins, dont on donne la
gloire à Stenon, & à Peïe-

PREFACE.

rus : même la glande pineale dont Monsieur Descar-
tes a parlé si avantageusement ; enfin ils n'eussent
pas attribué comme on dit
qu'ils ont fait, le changement des alimens en chile
à la seule chaleur naturelle,
mais aux levains de l'estomach, & aux fermenta-
tions qui s'y font ; ny toutes
les maladies seulement aux
quatre humeurs qui compo-
sent la masse du sang, en
ayant encore reconnu plu-
sieurs autres qui font la
cause de bien des maux.
Mais pour connoître que les

PREFACE.

Modernes ont voulu ravir aux Anciens la gloire de l'invention, & justifier ces derniers, il ne faut que lire leurs écrits, ou plûtost pour s'éxempter de la peine de feüilleter tant de volumes, éxaminer seulement les ma-tieres contenuës dans ce traité.

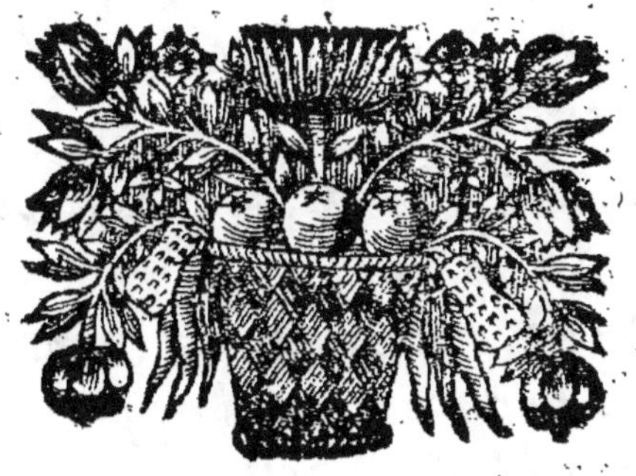

TABLE

DES CHAPITRES.

TABLE DES CHAPITRES.

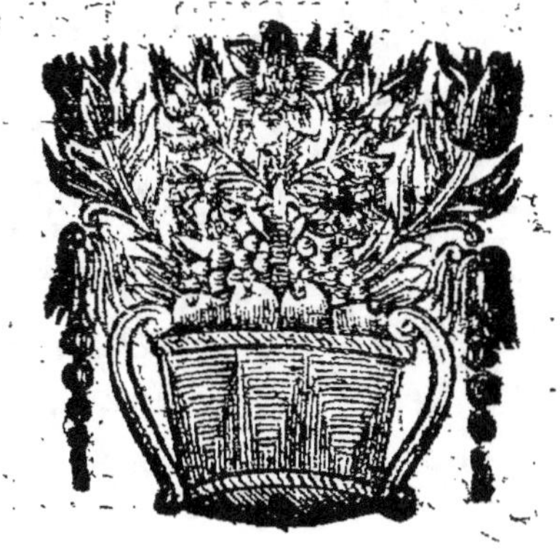

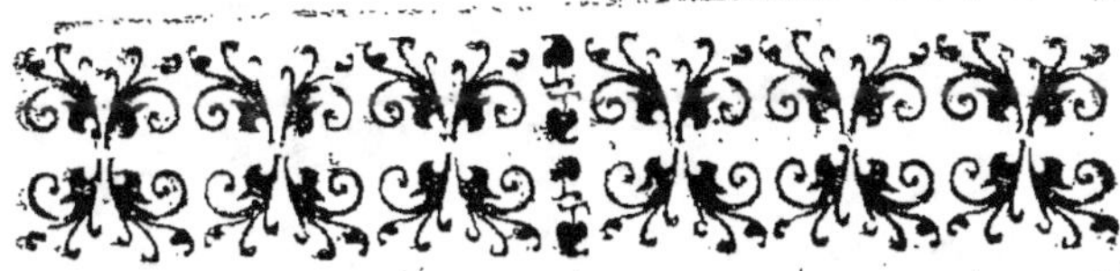

AVERTISSEMENT.

LE Lecteur est averti que s'il ne trouve pas un paſſage dans le chapitre cité d'un Livre, il ne doit pas pour cela conclure que le paſſage ſoit faux; mais il faut qu'il ſe donne la peine de lire le Livre que les Auteurs, ou leurs differens interpretes ont diviſé en plus ou moins de chapitres.

Fautes à corriger.

Pages	au lieu de	lisez,
6	pour les experiences,	pour l'experience.
12	parce qu'il sçavoit,	parce qu'ils sçavoient.
20	du troisiéme livre,	du onziéme livre.
23	pour couvrir de honte,	pour ne pas couvrir de honte.
23	Pour leur faire avoüer,	Pour ne leur pas faire avoüer.
48	Ideo fœtum ali,	Ideo fœtum ore ali.
103	et hanc glandulam	In ipso meatus constitutam

JUSTIFICATION

JUSTIFICATION DES ANCIENS,

OU L'ON FAIT VOIR qu'ils ont sçeu ce que les Modernes nous debitent en MEDECINE comme de nouvelles découvertes.

CHAPITRE PREMIER.

Des Experiences des Anciens.

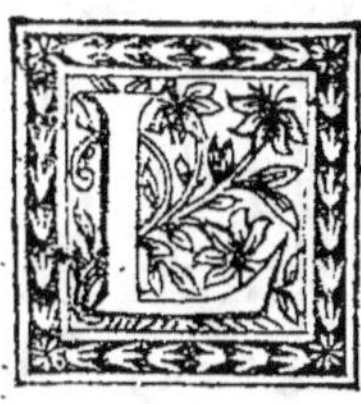

Es découvertes pretenduës nouvelles des Modernes ont partagé la plufpart des Sçavans ; quelques-uns croïent en-

A

core aujourd'huy , comme un
point de religion , les sentimens
de l'ancienne Ecole , soit qu'ils
s'imaginent qu'on ne peut pas en
Medecine aller plus loin qu'Hippocrate & Galien ; soit qu'ils ai-
ment mieux conserver leur erreur,
que de faire voir en la quittant
qu'ils y ont autrefois été ; soit enfin qu'ils ne se sentent pas dans un
âge avancé les dispositions necessaires pour apprendre une science
nouvelle ; & dans cette pensée ils
pretendent être en droit de rejetter les Modernes sans même les
entendre : mais il me semble qu'au
lieu de les traiter avec tant de
mépris ils devroient les examiner
de prés , afin d'apprendre à distin-
guer l'impossible d'avec l'inusité,
& à faire une distinction , entre
ce qui est contre les loix de la nature , & contre l'opinion commune des hommes ; car pour lors
ils ne prendroient plus les opi-

nions des Anciens pour des oracles, avant d'avoir connû qu'elles fuſſent conformes à la raiſon & à l'experience ; & ils ne rejetteroient plus celle des Modernes qu'elle ne fût contraire à la verité.

D'autres penſent que la Medecine eſt un champ fertile dans lequel on peut tous les jours faire de nouvelles moiſſons ; & diſent que dans un Art ſi profond, & avec une vie de ſi peu de durée que celle de l'homme, les Anciens n'ont pas pû découvrir toutes les merveilles qui s'y font, & que ce defaut leur vient donc, ou du peu de temps qu'ils ont vêcu, ou de la negligence qu'ils ont apportée à faire les experiences neceſſaires pour leur apprendre ce que les Modernes diſent avoir heureuſement trouvé : mais ſeurement on peut dire que l'âge de l'homme étoit en ce temps-là beaucoup

plus riche & plus nombreux d'années qu'il n'eſt à preſent, & qu'a-
vec la beauté du genie dont ils
étoient pourvûs, ils pouvoient
pouſſer leurs connoiſſances plus
loin, & avec plus de promptitu-
de que tous nos Modernes; &
chez eux l'experience a été tellement receüe pour la plus forte
de toutes les preuves, qu'ils
n'ont pas fait de difficulté d'y
acquieſcer: on le remarque aſſez
dans tous les ouvrages d'Hippocrate & de Galien; le premier ne
dit-il pas dans le Livre de l'ancienne Medecine?

Il y a long-temps qu'on éxer-
ce la Medecine, & qu'elle a four-
ni des moiens par leſquels on
a éprouvé pluſieurs bonnes choſes qu'on avoit trouvées; mais
avec le temps on pourra découvrir le reſte, pourvû qu'un ha-
bile homme, & déja experi-
menté ſe donne la peine de le
chercher.

Medicina jam ab antiquo exiſtit, & principium, & via inventa eſt, per quam inventa, & multa & probè habentia comperta ſunt; per multum adeo tempus & reliqua deinceps invenientur, ſi quis idoneus ſit, & jam inventorum gnarus, & ex his ad perquirendum procedat.

Galien a tant donné à l'experience, que dans la pluſpart de ſes écrits il nous en donne des preuves ſi authentiques, qu'il nous fait juger, qu'il n'auroit pas trouvé bon qu'on eût ſoute-nu une opinion qu'il eût enſeignée contre l'experience : en voicy deux que je rapporte, pour mieux faire connoître cette verité; la premiere eſt dans le commencement du premier livre de ſes Commentaires ſur les humeurs d'Hippocrate, où il dit :

C'eſt pourquoy en Medecine il n'eſt pas juſte de tenir les opinions des Anciens tellement pour des oracles, que nous n'hesitions point d'ajoûter foy aux choses qu'ils nous ont enseignées : mais il faut premierement les éxaminer par la raison & par les experiences, pour tâcher de connoître si elles sont conformes à la verité, ou non ; car ceux qui en usent d'autre sorte, courent risque de se tromper grossierement, & donnent occasion aux autres de tomber dans l'erreur.

Quocircà in Medicina non par est priscis fidem simpliciter adhibere, ut si quid illi dixerint, statim credamus, sed prius experientiâ & ratione verumne illud sit, an falsum perpendendum est : quod qui non faciunt ne illi vehementer errent, & in errorem alios inducant.

L'autre preuve est tirée du 9. livre des decrets d'Hippocrate & de Platon, où il enseigne,

C'est en vain qu'on travaille pour l'établissement des Arts, si

l'on fait difficulté de croire les
choses qui frapent les sens, & qui
se manifestent d'elles-mêmes, &
que le raisonnement nous fait
connoître ; car si les effets que ces
Arts produisent pour l'utilité de
la vie des hommes sont ainsi dé-
couverts, n'est-ce pas une necessité que ceux, qui en ont parlé les
premiers ayent été portés à les
croire par leurs propres lumieres
naturelles ? d'où vient que nous
sommes beaucoup plus heureux
qu'eux, puisque nous pouvons
en tres-peu de temps apprendre
ce qu'ils n'ont pû trouver que
par le travail, & l'étude de tant
d'années & de siecles. Que si
avec tant de connoissances nous
continuons à cultiver, & appro-
fondir les Arts & les Sciences, &
que nous y donnions tous nos
soins sans plaindre nos peines,
rien ne nous empêchera jamais
de surpasser de beaucoup nos

Anciens, tant pour les experiences que pour l'érudition, dans la distinction qu'on doit faire des choses qui ont de la ressemblance, & de celles qui n'en ont pas.

Si quis fidem habere nolit iis quæ in sensus incurrunt, quæque naturâ suâ patent, ac ipso ratiocinio deprehenduntur, frustrà sudatur in aliquâ arte constituenda ; imo si ejusmodi artium opera ad vitam humanam utilia deprehenduntur, necessum est, ut qui primi de iis judicium tulerunt fidem iis adhibuerint naturali quodam judicio: ex quo longè fœliciores iis evadimus, quoniam ea paucissimo tempore discere possumus, quæ illi tot annorum, & sæculorum laboribus, atque studiis invenire potuerunt ; quod si tantis opibus instructi in artium, & scientiarum fundo excolendo pergamus, & strenuam operam in id collocemus, nullique la-

bori parcamus , in diſcernendis re-
bus ſimilibus atque diſſimilibus ni-
hil unquam vetabit , quin veteres
illos noſtros tam experientiæ , quam
eruditionis nomine longè ſupere-
mus.

Peut-on aprés cela raiſonna-
blement dénier des experiences
à nos Anciens , & ſur tout à
Galien, qui ſe vante d'avoir diſ-
ſequé ſix cents ſujets vivans ; &
peut-on croire aiſément qu'un ſi
grand homme , & que Cardan
dit être un des douze plus beaux
eſprits qui ayent jamais parû
dans le monde , ait pris tant de
peine inutilement ?

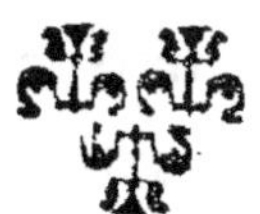

CHAPITRE II.

Le Cœur est le principe du sang, & l'origine des veines.

Quand les Modernes affu-rent que la commune opi-nion des Anciens a toûjours esté que le ventricule cuit les ali-mens, & les convertit en chile, & qu'aprés en avoir raffafié fa faim animale, il pouffe le refte dans les inteftins, d'où il eft porté par les veines mefaraïques au foye, pour y eftre transformé en fang; il faut croire, ou qu'ils veulent bien leur en impofer, ou qu'ils ne fe font pas donné la pei-ne de les lire éxactement : car ils auroient remarqué fans doute, qu'Hippocrate, Ariftote, Era-fiftrate, Pline, & bien d'autres Anciens ont établi la fource d'u-

ne liqueur si precieuse dans le
cœur, & qu'elle ne pouvoit même estre ailleurs; soit parce qu'il
vit le premier, & qu'il meurt
le dernier; qu'en vivant le premier, il faut de necessité qu'il
se nourrisse le premier, & façonne par consequent le premier la
matiere du sang, & la rende
propre & convenable à sa nourriture, & à celle de toutes les
autres parties, qui dépendent
tellement de luy, que pour peu
qu'il souffre, elles tombent dans
la langueur, & quand il meurt,
elles cessent aussi-tost de vivre;
soit parce qu'il est le principe de
la chaleur, où le chile se cuit
beaucoup mieux qu'ailleurs:
peut-estre est-ce aussi parce qu'il
a des cavités plus propres à contenir la matiere qu'il doit cuire
que le foye, qui n'en a point;
ou parce que le sang est beaucoup plus chaud que le foye,

comme l'affure Galien au traité
des Temperamens , qui dit que
le fang prend fa chaleur du cœur,
(qui eft le plus chaud de tous
les vifceres) ce qui pourtant ne
devroit pas eftre , fi le foye fai-
foit le fang , luy qui n'eft qu'un
fang groffier & terreftre , le plus
chaud & le plus fubtil s'exha-
lant dans fa generation , au fentiment d'Avicenne ; foit enfin
parce qu'il fçavoit bien que deux
mouvemens contraires ne fe peuvent pas faire dans un même
canal , puifque le mouvement du
fang qui feroit porté par les veines mefaraïques aux inteftins
pour leur nourriture , empêche-
roit le mouvement du chile ,
qui monteroit des inteftins par
les mêmes veines mefaraïques ,
pour eftre conduit dans le foye ,
& y eftre converti en fang ; ou
le chile en montant empêche-
roit fans doute le fang de def-

cendre, ce qui apporteroit de la confusion & du desordre : & afin qu'on ne croye pas que j'en impose à la verité, ils n'ont qu'à éxaminer ces Anciens, ils verront qu'ils ont des sentimens tout opposés à ceux qu'ils leur attribuent; Hippocrate sur cette verité s'explique ainsi dans le livre de la structure de l'homme.

Le cœur est la source du sang, & de l'esprit vital ; dans le ventricule droit on trouve le sang, & l'esprit vital dans le gauche : les arteres reçoivent du cœur le sang épuré avec l'esprit ; & les veines reçoivent de ce même cœur le sang qu'elles distribuent par tout le corps.

Sanguinis autem locus, & spiritus in corde est ; à dextris ejus sanguis, à sinistris vero spiritus consistit : arteriæ quidem à corde purum sanguinem, & spiritum recipiunt ; venæ autem & ipsæ à corde sanguinem sumunt per quas corpori distribuitur.

Il ajoûte au quatriéme livre des Maladies, que c'est de luy que prennent leur origine les grosses veines appellées Jugulaires.

Et ex ipso procedunt venæ crassæ Jugulares appellatæ.

Galien est de même sentiment pour l'origine des veines, comme on le peut voir dans le livre des Définitions au Chap. 2. où il dit :

Le cœur est d'une substance nerveuse, musculeuse, & remplie de veines ; il a des arteres, & la figure d'une pomme de pin; il est chargé de graisse, & c'est de luy que prennent leur origine les arteres & les veines, par lesquelles le sang, & l'esprit vital sont distribués.

Cor nervosum, musculosum, venosumque est, habetque arterias, coni figura, subpingue, ex quo arteriæ

exoriuntur ac venæ , per quas san-
guis & spiritus immittuntur.

Aristote qui n'estoit pas moins instruit que le cœur est le principe du sang, & l'origine des veines, l'enseignoit publiquement; c'est ce qu'on remarque dans le troisiéme livre des parties des Animaux, où il dit:

J'ay déja dit auparavant, & je dirai encore presentement la cause pourquoi les animaux qui ont du sang, ont un cœur; car c'est une necessité que les animaux formés, & nourris de sang en ayent au dedans d'eux-mêmes; & parce que ce sang est fluide, c'est une necessité aussi qu'il ait quelque lieu pour se renfermer: c'est pour cette raison que la nature a fabriqué les veines, qui doivent avoir necessairement un principe; la nature le peut faire en quelqu'endroit que ce soit, & il est plus à propos

qu'il n'y en ait qu'un, que plufieurs : or ce principe des veines
eft le cœur, car c'eft de luy, &
par luy qu'elles femblent prendre naiſſance ; ſa ſubſtance même eft pleine de veines, & il
n'eft joint avec elles que par ſo-
cieté d'eſpece.

C'eft pourquoy on voit évi-
demment , que le cœur eft le
lieu, & le principe des veines,
& cela pour une fort bonne raiſon ; car le milieu du cœur eft
épais , & maſſif, & le reſte de ſa
ſubſtance eft creux , & rempli
auſſi de ſang, comme ſi les veines ſortoient de-là ; il eft creux,
dis-je, afin de contenir le ſang,
& maſſif afin de conſerver le
principe de la chaleur : c'eft luy
ſeul qui renferme dans ſes cavités , ſans le ſecours des veines,
tout le ſang deftiné pour la nourriture des viſceres , & de toutes
les autres parties du corps, au
lieu

lieu que ces autres parties n'ont que celuy qui est renfermé dans les veines; cela se fait par une bonne raison, parce que le sang sortant du cœur s'écoule dans les veines, mais au contraire pas une partie n'en envoye au cœur : il faut donc conclure que le cœur est la premiere source, & la fontaine du sang, & le premier lieu de sa naissance ; on peut remarquer toutes ces choses par l'anatomie des animaux, aussi bien que par leur generation ; car le cœur estant d'abord formé le premier de toutes les parties du corps, il est tout plein de sang. Il ajoûte :

On trouve bien un foye dans les animaux qui ont du sang, mais personne n'a crû qu'il fut le principe, ou de tout le corps, ou du sang, parce qu'il n'étoit pas situé dans la principale place.

Il dit encore :

B

La veine paſſe au travers du foye, & pas une ne prend naiſſance de luy, car toutes les veines prennent leur origine du cœur ; c'eſt pourquoi comme c'eſt une neceſſité que l'un ou l'autre de ces deux viſceres ſoit le principe, le foye ne l'eſtant pas, il faut donc neceſſairement que le cœur ſoit auſſi le principe du ſang.

Cor igitur omnibus ſanguine præ-diris ineſt, & quam ob cauſam di-ctum & antea eſt, & nunc dice-mus ; ſanguis enim neceſſario ineſt in iis quæ ſanguinea ſunt, qui cum humidus ſit, conceptaculum ſibi ha-beat neceſſe eſt: ideoque venas na-tura emolita eſt, quarum unum eſſe principium neceſſe eſt, ubicumque fieri poteſt ; unum eſſe quam plura melius eſt: cor autem venarum prin-cipium eſt, ex hoc enim venæ, & per hoc eſſe videntur ; natura etiam ejus venoſa eſt, ut potè, generis ſo-

cietate juncti cum venis.

Itaque partem , & principium venarum cor esse apertum est, idque optimâ ratione; medium enim cordis spissum , cavumque corpus est, plenum etiam sanguinis est, quasi hinc venæ oriantur ; cavum est , ut contineat sanguinem ; spissum, ut principium caloris servare possit: in hoc enim viscerum , & partium omnium corporis sanguis sine venis complectitur ; cætera partes sanguinem venis habent contentum, idque rectâ ratione, sanguis enim ex corde ad venas quoque derivatur , at vero ad cor non aliundè devenit, id enim origo prima, & fons sanguinis est , aut conceptaculum primum : hæc ex consectione animalium perspici possunt, atque etiam ex generatione ; cor enim statim omnium partium primum consistens sanguinolentum est.

Jecur etiam omnibus sanguine præditis inest, sed nemo id censuerit esse principium vel corporis totius,

B ij

vel sanguinis , situm enim nequa-
quam obtinet principalem : ad hæc
vena per jecur tendit , nec ulla ex eo
provenit ; vena enim omnes ex cor-
de sua initia trahunt ; itaque cum
alterutrum istorum principium ne-
cesse sit , jecur autem non sit , cor
sanguinis quoque principium esse ne-
cesse est.

Cette verité n'a pas non plus
échapé aux lumieres de Pline.
Il s'en explique fort au long dans
le trente-septiéme Chapitre du
troisiéme livre de son histoire naturelle, lorsqu'il dit : Tous les animaux ont le cœur placé au milieu de la poitrine, dans l'homme
seul il s'éleve un peu en devant
dessous le mammelon gauche, fi-
nissant en pointe tournée vers le
bas, les poissons l'ont seuls tournée vers le haut ; on asseure que
cette partie dans les animaux se
forme la premiere dans la matrice, le cerveau aprés , & les yeux

presque les derniers ; ceux-cy meurent aussi les premiers, & le cœur le dernier ; il est le siege de la chaleur naturelle ; il palpite à la verité, & se remuë comme si c'estoit un autre animal ; il est couvert, & enveloppé d'une membrane assez molle, mais pourtant forte ; il est défendu par les costes, & par un cartilage comme d'un rempart, afin d'engendrer le sang & l'esprit vital, qui sont la cause, & l'origine de la vie ; il est le premier domicile de la faculté irascible, & du sang ; il a des cavités sinueuses, & dans les grands animaux il y en a jusqu'à trois, & pas un n'en n'a moins que deux ; c'est-là où l'ame fait sa demeure, & c'est de cette source que deux grandes veines se répandent par devant & par derriere, & qu'estant divisées en plusieurs branches elles finissent enfin en de tres-petites, pour porter la nourriture & la vie à toutes les parties du corps.

Cor animalibus cæteris in medio pectore est, homini tantum infrà lævam papillam, turbinato mucrone, in priora eminens ; piscibus solis ad os spectat. Hoc primum nascentibus formari in utero tradunt, deinde cerebrum, sicut tardissimè oculos, sed hos primum emori, cor novissimè; huic præcipuus calor ; palpitat certè, & quasi alterum movetur animal; intra præmolli, firmoque opertum membranæ involucro, munitum costarum & pectoris muro, ut pariat præcipuam vitæ causam, & originem ; prima domicilia intra se animo, & sanguini præbet, sinuoso specu, & in magnis animalibus triplici, in nullo non gemino ; ibi mens habitat & ex hoc fonte duæ grandes venæ in priora & terga discurrunt, sparsæque ramorum serie per alias minores omnibus membris vitalem sanguinem rigant.

Ces preuves sont à mon sens trop convainquantes pour ne pas tirer de l'erreur ceux qui ne suivent que leur entestement, & pour couvrir de confusion les autres qui se sont vantés temerairement d'avoir découvert les premiers une nouvelle source à ce suc pourpré, qui donne à toutes les parties de nostre corps leur nourriture, & leur accroissement; & enfin pour leur faire avoüer à tous que les Anciens ont esté leurs premiers Maistres, en leur montrant les premiers le chemin qu'ils devoient tenir dans le progrés de leurs connoissances naturelles.

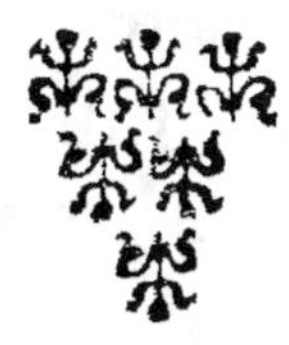

꧁꧂꧁꧂꧁꧂꧁꧂꧁꧂꧁꧂꧁꧂

CHAPITRE III.

De la Circulation du sang.

LE mouvement circulaire du sang est si generalement reçû de tous les Sçavans, que c'est vouloir (comme l'assûre l'Auteur de la Défense des Versions au commencement de son livre) passer pour opiniâtre, & entesté que de le revoquer en doute : en effet cette verité est si sensible qu'il n'y a qu'à ouvrir les yeux pour la reconnoître ; car le battement du cœur, & les valvules des vaisseaux qui percent sa substance, differemment situées, ne font que trop suffisans pour nous en convaincre, autrement l'un, & l'autre seroit entierement inutile ; dautant que si par le batte-

ment

ment du cœur nous entendons
un mouvement compofé de dilatation, & de contraction, que
les Grecs appellent diaftole, &
fyftole, & que par la dilatation
le cœur attire du fang de la veine cave, & qu'il en pouffe par la
contraction dans la groffe artere;
il eft impoffible de comprendre
comment ce mouvement peut
eftre continuel, comme il eft,
fans admettre la Circulation;
parce que les dilatations eftant fi
frequentes, s'il attire par chacu-
ne quelque goute de fang de la
veine cave, en peu de temps il
l'épuiferoit, & la mettroit hors
d'eftat d'en fournir davantage, fi
elle n'en reçoit point d'ailleurs:
& ne voions-nous pas dans un
febricitant que les dilatations fe
font avec tant de viteffe, & de
precipitation, que tout le fang des
veines paffe en moins de deux
heures dans le cœur; & quoy

C

que pour éteindre le feu de la
fiévre on tire beaucoup de fang
aux malades , elles paroiffent
pourtant toûjours également pleines, ce qui eft une marque qu'elles en doivent recevoir autant
des arteres , par les anaftomofes
qu'elles ont enfemble , qui ne
font autre chofe qu'une communication de deux vaiffeaux avec
continuité. Ajoûtez à cela la differente fituation des valvules des
veines , & des arteres du cœur,
qui ne nous en laiffent point de
doûte ; car elles nous marquent
affez que ce qui eft une fois entré dans le cœur, n'en peut jamais fortir par la même voie qu'il
y eft entré, & que ce qui eft une
fois forti de ce même cœur, n'y
peut jamais rentrer par la même
voie qu'il en eft forti : d'où l'on
peut tirer cette confequence,
que le fang qui eft porté du ventricule gauche au droit par les ar-

teres, passe du droit au gauche par les veines, & non pas par le *septum medium*, ou cloison mitoïenne, qui est d'une substance aussi solide que celle du cœur; outre que si l'esprit vital, subtil comme il est, ne peut passer au travers de la substance du ventricule gauche, à plus forte raison le sang veneux, qui est plus grossier, plus lent, & plus terrestre, ne pourra-t-il passer au travers de celle du *septum medium*, qui n'est nullement percé de petits trous, comme le veulent encore quelques Auteurs; c'est ce me semble par ces raisons qu'Hippocrate a connu ce mouvement circulaire, qu'il explique assez clairement dans le quatriéme livre des Maladies, où il dit:

Le corps humain est parsemé dans toutes ses parties d'un grand nombre de veines, dont les unes font plus petites, & les autres plus groffes, qui demeurent ouvertes tandis que l'homme refpire, pour recevoir, & rendre un nouveau fuc, & qui fe ferment lors qu'il eft expiré.

Venæ enim funt per totum corpus tendentes, aliæ tenuiores, aliæ craffiores, multæ, & frequentes; hæ autem donec vivit homo apertæ funt, & fufcipiunt, & demittunt novum humorem, ubi vero mortuus eft clauduntur.

Par-là on ne peut difconvenir que ce grand Homme n'ait eu toutes les lumieres, & toutes les connoiffances de la Circulation; mais pour ofter aux Modernes tout fujet de fe glorifier de leur pretenduë découverte, il ne faut que l'écouter dans le livre de la nature de l'homme pour en eftre pleinement convaincu.

Il y a (dit-il) beaucoup de veines dans le corps humain, &

de toute espece, qui servent
pour porter la nourriture à toutes les parties ; elle leur est portée par les veines exterieures, &
interieures, & reciproquement
elles s'entre-nourrissent, & se
donnent l'aliment, à sçavoir les
interieures aux exterieures, &
pareillement les exterieures aux
interieures :

*Sunt autem venæ multa, & om-
nigena, per quas corpori alimentum
accedit, fertur enim ab externis, &
ab internis, & inter se mutuo distri-
buunt, interna extrinsecis, ac vicissim extrinseca internis.*

Il ne sert de rien de dire que
ce sublime genie n'entend seulement parler icy que des veines,
que Galien dit porter la nourriture, & les arteres la vie ; car
chez luy, le mot d'*omnigena*, est
un terme generique, qui comprend les unes, & les autres, comme on peut le remarquer dans le

troisiéme livre des Maladies, lors
qu'il dit, quand le cerveau est at-
taqué d'une inflammation , la
douleur occupe toute la teste, &
surtout la partie où elle est tom-
bée, elle affecte ordinairement
les temples, & pour lors les oreil-
les font du bruit, l'oüye dimi-
nüe, & les veines s'estendent, &
battent, (ce qui n'est propre
qu'aux arteres:)

*Cum cerebrum inflammatione tu-
muerit, dolor totum caput occupat,
maximè quâ parte constiterit inflam-
matio; consistit autem in temporibus,
& aures sonitu implentur, auditus
hebescit, & venæ extensæ sunt, ac
pulsant.*

Mais pour nous faire mieux
entendre qu'il estoit penetré de
cette verité, il ajoûte dans le livre de l'aliment :

Les choses qui se nourrissent
ont toûjours un seul principe, &
une seule fin, & la nature dans

la distribution qui se fait, ou bien, ou mal de l'aliment, garde toûjours la même fin, & le même principe.

Principium autem omnium unum est, & finis omnium unus; idem finis est atque principium, & quæ particulatim in alimento probè, aut malè distribuuntur.

Il le confirme encore plus bas dans le même livre, en disant:

L'aliment qui est porté du dedans au dehors, à sçavoir, aux cheveux, aux ongles, & à la superficie, est renvoïé de cette même superficie au dedans, parce que toutes les parties ont entre elles une communication reciproque.

In pilos alimentum, & in ungues, & in extremam superficiem intrinsecus pervenit, forinsecus alimentum ex extremâ superficie ad intima pervenit, confluxio una, conspiratio una, confentientia omnia.

Et enfin pour ne nous en plus laiffer de doute, voicy comme il s'explique dans le livre des Songes.

Lorfque quelqu'un en rêvant croit voir les eaux des rivieres ne plus garder leur cours ordinaire, cela ne fignifie autre chofe que le mouvement circulaire du fang, & que lors qu'elles coulent avec plus d'abondance, c'eft une mar-que de fa plenitude, comme c'en eft une de fa diminution, lors qu'elles fluent en moindre quan-tité.

Flumina autem non folito more fluentia fanguinis circuitum fignifi-cant, & auctiora quidem fluentia, exceffum, imminuta verò, defe-ctum.

Comment aprés cela en im-pofer à la verité ? y a-t-il quel-qu'apparence que les Anciens ayent croupi jufqu'à - prefent dans l'ignorance du veritable ufage des veines & des arteres ? Harvé à la verité, ce fubtil Anglois, a mis cette connoiffance dans un plus grand jour par toutes les experiences qu'il en a faites ; mais où eft fon équité de s'en attribuer la gloire ? pourquoy la ravir à Hippocrate, luy furtout qui la devoit à Aquapedente fon Maître de Medecine à Padoüe, qui lui en fit un fecret aprés l'avoir reçû du Pere Paul ? Ce Dogme n'éclata pas pour lors, parce qu'ils eftoient dans un pays d'Inquifition, où il eftoit dangereux d'en faire naîftre de nouveaux ; mais ces deux Maîtres fe contenterent feulement de depofer le livre qu'ils en avoient fait dans la Bibliotheque de Venife : Et Harvé avec l'Ambaffadeur de fa nation vers cette Republique qui l'avoit appris auffi du Pere Paul un

peu avant ſa mort, eſtant de re-
tour à Londres, firent pluſieurs
experiences qui les confirmerent
dans cette doctrine, aprés quoy
celuy là la divulgua dans la Republique des lettres : pourtant
avant que le Pere Paul en eût
fait la decouverte, Leonicenus
nous aſſeure qu'André Cæſalpi-
nus en avoit déja parlé dans ſes
queſtions ſur la Medecine impri-
mées en l'année 1593. & je ſuis
ſurpris que tant de ſi grands
hommes qui nous ont precedé,
& qui ont ſi ſouvent foüillé dans
Hippocrate, n'ayent pû juſqu'à-
preſent y faire une ſi curieuſe remarque.

CHAPITRE IV.

De la nourriture du fœtus par la bouche.

L'Anatomie des animaux nous decouvrant les anastomoses, c'est-à-dire les communications que les veines & les arteres ont ensemble, pour se communiquer le suc precieux qu'elles renferment, nous donne lieu de croire plus facilement la Circulation du sang, que de se persuader que l'enfant se nourrisse par la bouche dans le ventre de sa mere, les Anciens n'ayant jamais enseigné dans les écoles autre chose, que les vaisseaux ombilicaux estoient les canaux par lesquels le sang de la mere estoit porté du placenta au foye du fœtus

pour luy servir de nourriture; outre qu'on ne voit pas par quels
endroits, & comment il pourroit
la prendre par la bouche, estant
enveloppé immediatement de
toutes parts de la membrane amnios: mais quoy qu'Hippocrate ait
avancé cette verité, aussi bien
que Galien, dans la plûpart de
ses écrits, ils n'ont pas laissé tous
deux de conclure qu'il se nour-
rissoit aussi par la bouche; le premier nous l'asseure dans le livre
des Chairs, où il dit:

Mais toutefois l'enfant dans le
ventre de sa mere tire de la matrice en suçant par la bouche
l'aliment qui luy est propre, &
fait passer l'air jusqu'à son cœur,
au moment que la mere respire:
ce viscere est d'un temperament
fort chaud dans l'enfant, & com-
munique sa chaleur à tout le
corps, comme son mouvement à
toutes les parties; & si quelqu'un

demande comment on peut sçavoir que l'enfant dans la matrice prend par la bouche sa nourriture, on peut luy repondre que les enfans naissent avec des excremens dans les boyaux , & qu'au sortir du ventre de la mere , ils se vuident comme font les autres animaux ; or ils n'auroient point d'excremens dans les intestins, s'ils n'avoient pris dans la matrice leur nourriture par la bouche, ou pour mieux dire , l'enfant ne sçauroit pas teter dés le moment qu'il vient au monde, s'il ne l'avoit appris auparavant dans le ventre de sa mere.

Cæterum puer in utero , comprimens labra , ex utero matris sugit, & tum alimentum, tum spiritum cordi intro trahit, ubi sanè mater respiravit ; est enim hoc calidissimum in puero , & hoc calidum etiam reliquo corpori , & aliis omnibus partibus motum præbet : si vero quis interro-

get quo modo hoc quis sciat, quod puer in utero trahit, & sugit, illi sic respondendum est ; nascuntur stercus in intestinis habentes, & ubi nati fuerint celerrime ventrem tum homines, tum pecora exonerant; atqui non haberent stercus, nisi in utero suxissent ; imò neque mammam statim, ut natus est, sugere nosset, si in utero non suxisset.

Galien qui étoit un Anatomiste fort exact, confirme authentiquement le sentiment de nôtre premier Maître, lors qu'il dit dans le Livre qu'il a fait, & où il demande si les parties du fœtus se forment toutes en même temps.

Il en est de même, toutes les parties entre-elles ont besoin d'un mutuel secours, car le ventricule reçoit l'aliment, comme le poulmon reçoit l'air ; mais celuy-là aprés avoir cuit l'aliment l'envoye au foye, celuy-cy aprés l'avoir changé en sang le distribuë au cœur, & le cœur aprés avoir reçû l'air du poulmon, fait une juste distribution & de l'aliment & de l'air, à chaque partie du corps selon sa noblesse & sa dignité.

Similiter se habent corporis particulæ ; recipit enim venter cibum, sicut pulmo aerem, sed ille quidem elaborans cibum mittit hepati, hoc autem postquam alteravit cibum in sanguinem, tribuit eum cordi, id autem rursus accipiens à pulmone spiritum distribuit secundum dignitatem, unicuique corporis particulæ cibum, & spiritum in justâ mensurâ.

Il pousse plus loin cette pensée dans un autre livre, où il fait cette question, sçavoir, si ce qui est dans l'uterus est un animal ; là il s'étend sur cette matiere fort au long : Dans le commencement de ce livre, il dit :

On peut donc juger à present par ce que je viens de dire, comme quelques-uns mal-à propos ont

nié, que ce qui est dans l'uterus
ne fût pas un animal, puis qu'il
prend par la bouche l'aliment, &
qu'il respire (comme le veut Hippocrate) qui nous a laissé par é-
crit que l'air étoit porté au cerveau par la bouche, & par le nez;
quelqu'uns même des Sectateurs
d'Asclepiade assurent qu'il suce
les Cotyledons qui sont dans la
matrice, & qu'il cuit (car la coction suit necessairement les alimens qu'on a avalés) & que s'il
reçoit sur tout un aliment qui ait
déja esté achevé par l'uterus, il
est seur qu'il ne peut estre ajoûté
aux parties du fœtus sans que la
nature le façonne, ny passer auparavant en sa substance, que necessairement la nature de l'enfant
n'ait converti la chose qui nourrit, en celle qui doit estre nour-
rie, par l'assimiliation qui en doit
estre faite; & par là nous voyons
que l'uterus reçoit, & nous donne

ne les ouvrages de la nature ; qu'il
fépare l'utile d'avec le fuperflus
qu'il jette dehors : l'aliment étant
ainfi preparé, les deux biles & les
autres humeurs s'engendrent ; car
il ne faut pas croire que le fœtus
fe nourriffe feulement de cette
matiere qui eft portée au foye par
ces grandes ouvertures où toutes
les veines aboutiffent, mais par
les vaiffeaux qui compofent l'ombilic des enfans , puis qu'il fe
nourrit de même par cette voye,
mais fur tout par celles qui font
les plus parfaites, & par quelques
endroits que l'aliment foit porté ,
il en jouit & en profite ; car vous
ne croirez pas qu'Hippocrate qui
dit (& cette opinion eft fort ancienne) que la nourriture eft portée par le ventre où l'ombilic eft
attaché , ait ignoré que l'enfant
fe nourriffe auffi par la bouche,
ayant déja parlé de cette voye ,
comme je l'ay cité auparavant.

D

or que l'enfant se nourrisse par la bouche dans le ventre de sa mere, l'empressement qu'il a pour la mammelle aussi-tost qu'il est né en est une preuve convainquante; car il n'auroit pas cet empres-sement, si auparavant il n'eût été accoûtumé à prendre sa nourriture par cette voye. L'aliment é-tant separé des matieres excrementeuses, la partie la plus subtile s'exhale en fumée imperceptiblement, & chaque partie en reçoit ce qui luy est le plus propre, & ce qui vient de la semence se change aux humeurs, ce qui vient des humeurs en chairs, en veines, en arteres, en nerfs, en os, en visceres, & en graisse; ce qui naist d'une petite quantité de matiere, s'augmente & s'accroît, comme ce qui est petit, s'étend & s'alonge, jusqu'à ce que la nature luy ait donné les bornes de sa juste grandeur, & de son accroissement : nous avons donc affez fait connoiftre quels font les ouvrages de la nature, & qu'ils fe font des chofes qui fe rencontrent dans la matrice.

Ut igitur immeritò quidam, quod in utero eft, animal effe negarunt, ex iis quæ dicta funt, conjectari licet; nam devorat, & (ut Hippocrati videtur) fpirat, ore enim, nafoque fpirationem fupernè facere fcribit; ipfumque ex Afclepiadeis quidam, fugere, quæ in utero funt Cotyledonas, ac coquere dicunt (fi quidem ea quæ devorata funt, coctio neceffariò fequitur) & fi quod maximè jam confectum eft ab utero nutrimentum affumat, apponi tamen id, nifi natura fufcipiat non poteft, neque affimilari, antequam neceffariò nutrientem rem, ei quæ nutritur, pueri natura affimilet, ac tunc naturæ opera præbet, & recipit, & ad fecernendum promptum eft, & quod alienum feparat, tunc enim & utraque bilis,

D ij

& humores omnes, secreto nutrimento, fiunt : non enim ab eâ solum quæ
per portas in hepar per umbilicum
fœtuum fertur, materiâ, nutriri pu-
tatur, etenim per has quoque vias
alitur, maximè vero per eas quæ sunt
perfectiores : ac per quasdam defertur nutrimento fruitur ; neque enim
putabis Hippocratem dicentem (quod
antiquius est) nutrimentum per ab-
domen qua umbilicus est, invehi
ignorasse, num id ore nutriatur, etenim de hac quoque viâ locutus est,
ut ante propositum est ; quod vero in
utero ore nutrimentum sumat, testis
est post partum protinus mammæ ap-
petitio, neque enim nisi antea huic
viæ assuetus esset, eam tam in prom-
ptu mammam appetens haberet ; in
vapores vero, & spiritus secretum
nutrimentum fundit, facileque singulis partibus apponit, mutatque id
quod è semine est in humores, quod
ex humoribus in carnes, venasque,
arterias, nervos, & ossa, visceraque,

& adipem ; itemque quod è pauco
est in multum , & quod parvum ma-
gnum fit ; ipsum ad proprios usque
incrementi terminos extendente , ter-
minanteque augendi virtute : quæ
igitur naturæ opera funt , ea ab iis
quæ in utero funt , fieri , fatis à nobis
demonftratum eft.

Il continuë, & comme tout ce
qu'il en dit eft de confequence,
& qu'on n'y peut rien retrancher,
je le rapporte dans tout fon en-
tier.

Pour la langue, dit-il, des enfans qui font enfermés dans le
ventre de la mere, perfonne ne
peut nier qu'elle ne favoure les
alimens, & qu'elle n'en reçoive
la qualité, puis que la chofe fe
connoift aifément par certaines
maladies : Car l'experience nous
apprend que des enfans meurent
fouvent dans le ventre de la mere, lors qu'ils refufent de prendre par la bouche l'aliment qui
D iij

leur est apporté, à cause de l'a-
version qu'ils ont pour sa mé-
chante qualité ; c'est pourquoy la
nature toûjours soigneuse de conserver l'enfant, le rejette comme
desagreable à la langue qui est
l'organe du goust.

*Linguam vero in iis qui utero ge-
runtur gustare negavit nemo , itemque qualitatem percipere , cum res
ipsa ex certo affectu perspicua sit,
scimus enim in uteris sæpe fœtus e-
mori, cum vitium per os, adhibiti
nutrimenti, aversantes renuunt, si-
quidem natura per linguæ facultatem
quæ gustandi est, respuit id , & ad
fœtum conservandum sollicita est.*

Tout ce livre est plein de cette
doctrine, & il conclud enfin.

Convenons-donc que les enfans qui sont en vie dans le ventre de la mere sont veritablement
des animaux ; car il est constant
que lors qu'ils sont venus au monde , personne ne les apprend à

faire leurs propres fonctions, mais
tandis qu'ils y font enfermés, ils
prennent par la bouche, cuifent,
& purifient l'aliment aprés fa di-
ftribution, convertiffent en leur
propre ufage ce qui eft purifié, &
feparent les fuperfluitez, afin
qu'auffi-toft qu'ils font nez ils les
puiffent jetter dehors; car l'excre-
ment qu'on nomme *meconium*, eft
un refidu de la nourriture du fœtus, auffi-bien que cette liqueur
qui eft dans le conduit de l'urine:
le ventricule, dit cet ancien, s'en-
fle auffi bien que les inteftins lors
que le fœtus attire l'air par la bouche, qui fe fait un paffage jufqu'au cyfaron, ou petit à petit in-
cifant, & fubtilifant les matieres
fuperfluës, il arrive jufqu'au boïau
droit qu'il a nommé cyfaron; que
perfonne donc ne foûtienne que
le fœtus ne prend point fon aliment par la bouche, parce que la
membrane amnios l'enveloppe de

toutes parts, la nature l'a faite d'u-
ne telle constitution, que par plusieurs trous elle a reçû d'elle la faculté & la voye commode pour
un office si convenable.

Ne igitur fœtus qui vivificantur
animalia esse diffidamus, neque e-
nim hi post partum proprias operas
ab aliquo discunt, sed in uteris con-
tenti devorant, coquunt, ac expur-
gant distributum alimentum, appo-
nuntque, quod purgatum est, ac super-
vacaneum depellunt, & postquam in
lucem prodierunt, quod supervaca-
neum est, excernunt; meconium enim
vocatum, cum excrementum sit, ex
toto fœtus nutrimento est, humorque
is qui in uracho est; ventriculus e-
nim (inquit ille antiquus) eâ inspi-
ratione, quæ ore fit, inflatur, inte-
stinaque, & in Cysaron via quædam
deducitur, paulatim enim quod su-
perfluum est incidens, in rectum in-
testinum pervenit, atque id nemo
objiciat ideo fœtum ali non posse, quia
amneam

amneam membranam sibi appositam habet, natura enim idonea quæ per foramina facultatem, viamque ad id quod convenit, aptam præbeat.

Quelque peine qu'on ait à croire cette verité qui paroît d'abord comme un paradoxe, on n'en devroit pourtant plus douter aprés des authoritez si pressantes, & puisées dans les deux sources de la Medecine, si ce n'est qu'on veüille passer pour temeraire, comme l'assure Augerius Ferrerius, qui dit, *doctorum virorum authoritatem infirmare, temerarium;* mais comme je ne défens icy aucune opinion, je dis seulement qu'on n'a pas raison de soûtenir à present que cette découverte est nouvelle, & que c'est un grand aveuglement que de s'en vouloir attribuer la gloire : on devoit prevoir qu'une verité si authentique, & décrite dans les ouvrages de nos premiers Maîtres avec les

E

rayons du Soleil, frapperoit enfin
les yeux des curieux, & qu'un
vol de cette conſequence ſeroit
infailliblement connu à la poſte-
rité dont l'Auteur deviendroit un
jour la proye, *prædo nunc fit præda.*

CHAPITRE V.

L'enfant ſe nourrit de lait,
même dans le ventre
de ſa mere.

CEtte verité ne paroît pas
moins difficile à croire que
la precedente, & je ne doute pas
qu'on ne m'oppoſe pour la dé-
truire l'authorité d'Ariſtote, qui
dit que la bouche (qui eſt la
voye par laquelle l'enfant peut
recevoir le lait qui luy ſert de
nourriture) n'étant pas encore

formée par la nature dans les
premiers mois d'une grosseſſe, ne
luy peut eſtre d'aucun uſage, mais
avec tout le reſpect que je dois à
cet Ancien, on me permettra bien
d'avancer qu'Hippocrate avoit
ſans contredit plus de lumieres,
les yeux plus penetrans, & plus
d'habileté dans la diſſection des
animaux que ce grand Philoſo-
phe; ce que je n'avancerois pas ſi
je n'avois Galien pour garant,
qui dit de luy dans le 7ᵉ Livre
des adminiſtrations Anatomiques.

Il ne faut pas s'étonner qu'il
ait erré dans la diſſection des a-
nimaux, aprés avoir manqué pluſieurs fois ailleurs.

*Ac miri nihil eſt, ſi præter alia
multa, etiam in anatomis erraverit.*

Ce qui nous doit porter à croire avec plus de certitude & de
fermeté ce que ce fameux Me-
decin de Cos en dit dans le Livre
de la nature de l'enfant ; ſi ce

E ij

n'eſt que pour concilier Ariſtote
avec celuy-cy qui dit dans pluſieurs endroits de ſes écrits, que
l'enfant ſe nourrit & par les vaiſſeaux ombilicaux, & par la bouche, on ne ſuppoſe que la nutri-
tion par la bouche ſuccede à celle
qui ſe faiſoit auparavant par la
veine ombilicale, qui s'abolit in-
ſenſiblement lors que tous les organes du fœtus ſont achevez, lequel commence à ſe remuër vers
le quatriéme mois, & auquel
temps il a beſoin d'une plus grande nourriture. D'ailleurs c'eſt
une choſe conſtante que nos Modernes ayant pouſſé autant loin
qu'ils ont pû les connoiſſances
qu'ils ont receuës de nos Anciens,
ont enfin appris par un grand
nombre d'experiences qu'ils ont
faites, que le ventricule de l'enfant dans le ventre de ſa mere
renferme une matiere aqueuſe,
mais un peu trouble, & qui a

beaucoup de rapport avec le lait qu'on tire aux femmes vers le quatriéme mois de leur grossesse, & qu'on trouve dans les intestins superieurs (comme le *duodenum*, & les autres intestins gresles) du chile formé de cette même matiere aprés estre cuite ; c'est le sentiment d'Harvé dans son Livre de la generation des animaux, & Monsieur Bartholin dans celuy qu'il a fait du canal Thorachique , soûtient qu'il y a dans la membrane appellée *Chorion* , une liqueur jaunâtre qui ressemble beaucoup à de l'urine , mais que cette liqueur est bien plus blanche dans celle qu'on nomme *amnios*, dans laquelle les petits chiens nagent la gueule entre-ouverte , & la langue un peu avancée au dehors, & que dans le ventricule de ces petits animaux on remarque une humeur toute semblable à celle qui est contenuë dans l'*am-*

nios : Olaüs Rudbek Profeſſeur
en Anatomie dans Upſale en Sue-
de, eſt de ce ſentiment, & nous
aſſure que la gueule & le ventricule de ces petits chiens renfermez dans le ventre de leur mere,
ſont remplis d'une matiere muci-
lagineuſe, pareille à celle qui ſe
trouve dans la membrane *amnios.*
Comme mon deſſein n'eſt pas ici
de prouver que l'enfant ſe nour-
riſſe de lait dans le ventre de ſa
mere, mais de faire connoître ſeu-
lement que cette découverte n'eſt
pas nouvelle, & qu'Hippocrate
ne l'a pas ignorée, je me conten-
teray de rapporter ce qu'il en dit
dans le Livre que j'ay cité auparavant.

Quand l'enfant (dit-il) commence à remuër, la mere pour
lors aſſurément s'apperçoit que le
lait ſe forme, car les mammelles
groſſiſſent, leurs bouts s'alongent
& ſe gonflent, mais neanmoins le

lait n'en fort pas encore. Les femmes qui font d'une habitude, c'eſt
à dire d'une chair ſolide & ſerrée,
s'apperçoivent plus tard de la generation du lait ; auſſi ne coule-
t-il pas ſi-toſt de leurs mammelles,
au lieu que celles qui ſont d'une
chair rare & molle experimentent
tout le contraire : or le lait ſe forme pour une neceſſité de cette
nature ; quand l'uterus eſt enflé &
tendu par l'enfant qu'il renferme,
il comprime le ventre de la femme, & ſi cette compreſſion arrive
lors qu'il eſt plein, ce qu'il y a de
plus gras dans les alimens & dans
les boiſſons s'épanche au dehors,
& paſſe à l'*Epiploon* & aux chairs ;
comme ſi quelqu'un frotte un
cuir de beaucoup d'huile, & qu'a-
prés l'avoir laiſſé imbiber il vien-
ne à l'exprimer, l'huile en ſort de
toutes parts ; de même lors que le
ventre a reçû beaucoup de matiere graſſe des boiſſons & des ali-

E iiij

mens, & qu'il vient à estre pressé par l'uterus, cette matiere grasse passe à l'*Epiploon* & aux chairs, & la femme qui est d'une chair lâche & molle s'apperçoit plûtost de son écoulement que celle qui est d'une autre habitude ; & comme les bêtes qui portent dans le ventre sans estre d'ailleurs indisposées, deviennent pour cette raison plus grasses par le secours de cette boisson & de cet aliment, la femme pareillement la devient aussi ; mais cette matiere grasse étant échauffée & devenuë blanche, ce que la chaleur naturelle de l'uterus en a rendu de plus doux monte par expression aux mammelles, même une petite partie coule par les mêmes veines à la matrice, car de petites veines de cette espece, & d'autres qui ont assez de rapport avec elles, se glissent aux mammelles aussi-bien qu'à l'uterus, & lors

que cette matiere est portée dans
l'uterus elle se forme en lait, l'enfant en prend un peu pour sa
nourriture, & les mammelles ayant
reçû ce lait, se remplissent & deviennent plus grosses.

*Cum autem movetur fœtus tunc
sanè lac indicationem de se matri
præbet, mammæ enim attolluntur,
& papillæ gliscunt ac turgent, lac
vero non tamen prodit ; & in mulieribus densam carnem habentibus lac
posterius significationem de se præbet,
ac prodit, in raram vero carnem habentibus prius ; lac autem ob ejusmodi necessitatem fit, quum uteri tu-
midi præ puero sunt, ventrem mulieris comprimunt, ejus autem pleni,
ubi compressio contigerit, pinguissi-
mum de cibis ac potibus foras prosi-
lit in omentum, ac carnem ; quemadmodum si quis corium illinat multo oleo, & imbibere permittat, &
ubi imbibit, corium ipsum premat,
oleum utique exilierit foras ex corio*

compreſſo ; ſic etiam ſi venter pingui-
tudinem in ſe habeat à cibis ac poti-
bus, comprimaturque ab uteris, pin-
guitudo proſilit in omentum & car-
nem ; & ſi raræ carnis mulier fuerit
citius hanc exudationem percipit, ſi
non, poſterius ; quin & pecora præ-
gnantia ſi non ægrotent ab eodem
potu & cibo pinguiora propterea fiunt,
ſimiliter autem & mulier ; pingui
namque incaleſcente & candido effe-
cto, quod uteri calore edulcatum eſt
in mammas expreſſum tendit, & in
uteros quoque exigua portio per eaſ-
dem venas defertur ; ad mammas
enim, & uteros ejuſmodi venulæ, &
conſimiles aliæ feruntur, cumque ad
uterum pervenerit lactis formam ha-
bet, eoque exiguo puer fruitur ; mam-
mæ vero ſuſcepto lacte, impletæ attol-
luntur.

Veines
lactées.

Par ces veines qui portent cette matiere blanche aux mammelles & à la matrice, on peut bien
juger qu'Hippocrate entend par-

ler icy de ces veines qu'Asellius
appelle lactées , & dont il se dit
le premier Inventeur ; car si cette
matiere blanche estoit portée par
ces veines qui sont remplies de
sang , elle rougiroit sans doute par
le mélange de cette liqueur , &
pour lors il n'eût pas distingué
ces veines d'avec les autres ; c'est
donc une marque qu'Hippocrate
a bien connu que le chile estoit
porté aux mammelles & à la matrice par des vaisseaux particu-
liers , à cause de la matiere qu'ils
renferment , & qui ne sont cependant ny les veines ny les arteres : Erasistrate & ses Sectateurs
les ont aussi assurément apper-
çûës , sur le rapport même de
Galien, qui dit sur la fin du 7ᵉ Livre des administrations Anatomiques, qu'aussi-tost que le mesentere est découvert, il y paroît des
arteres blanches comme l'air , &
peu de tems aprés remplies de lait.

*Initio igitur aiunt, simul ac mesen-
terium denudatum fuerit arterias aerem imitantes apparere, posteà lacte
repletas conspici.*

Asellius devoit ce me semble
faire plus de justice à nos Anciens,
& pour avoir porté le premier a-
prés eux le flambeau de l'experience dans tous ces détours si peu
connus de son temps, il ne devoit pas les accuser de peu d'experience, puis qu'il n'a suivi que
le chemin qu'ils luy ont tracé, si
on en excepte la maniere qu'il
nous a donnée plus claire, & plus
facile de démêler ces vaisseaux
blancs d'avec tous les autres dont
le mesentere est composé.

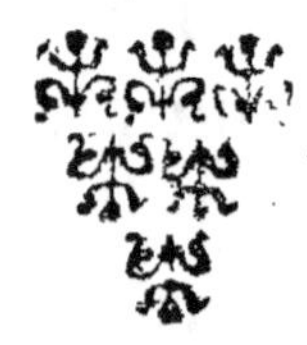

CHAPITRE VI.

Le lait se fait immediatement du Chile.

DU Laurens qui n'a jamais connu la circulation, non-plus que beaucoup d'autres qui l'ont précedé, a crû que le sang menstruel étoit la cause mariel-le du lait ; qu'une portion de ce sang remontoit des parties basses aux mammelles par la veine Epi-gastrique & par la mammaire a-vec laquelle elle anastomose, pour y estre transformé en une substance blanche comme le lait par les glandes dont elles sont toutes remplies ; mais la dissection frequente qu'il faisoit des ani-maux luy ayant fait reconnoître que la communication de ces deux veines étoit fort rare, &

que la mammaire alloit plûtoft à la partie interieure de la poitrine, qu'aux mammelles, l'a fait changer de fentiment, & conclure enfin que le fang y étoit porté par des rameaux de la veine Thorachique : mais cette erreur eft une fuite du defaut de connoiffance de la circulation qui luy auroit appris que les veines ne portent rien au dehors, mais qu'elles rapportent bien des extremitez au dedans ; les experiences qu'on fait tous les jours dans les écoles nous en convainquent affez, fans qu'il foit neceffaire là-deffus de s'étendre davantage. Pour donc ne plus douter de cette verité, il ne faut que faire reflexion qu'il y a bien des femmes qui ont beaucoup d'ordinaires, & pas une goute de lait; & des animaux au contraire, qui ont beaucoup de lait fans avoir d'ordinaires : donc le lait tire fa fource d'ailleurs; on

sçait même que les unes & les autres étant tariës une fois , & ne
prenant point de nourriture tout
un jour, n'ont point ou peu de
lait, quoique leurs veines soient
toutes pleines de sang ; mais
qu'aussi-tost qu'ils ont pris des
alimens , & que la premiere coction en est faite dans l'estomach,
qui s'acheve en trois ou quatre
heures , le chile est porté avec
vitesse aux mammelles, où il devient lait , le lait n'étant qu'un
chile qu'elles purifient, ce qu'on
ne peut pas dire du sang , le chile demandant plus de temps pour
se convertir en sang par une se-
conde coction ; & nous voyons
par experience que le lait retient
l'odeur, la saveur, & les autres
qualitez des alimens dont les a-
nimaux se nourrissent, ce que ne
fait pas le sang, & ce qu'il devroit pourtant faire étant moins
élaboré que le lait , qui souffre,

64 JUSTIFICATION

selon l'opinion commune, une nouvelle coction dans les mammelles : d'ailleurs si le lait se formoit du sang, il s'ensuivroit qu'une femme qui peut perdre par jour quatre ou cinq livres de lait devroit faire une égale perte de sang, ce qu'elle ne pourroit souffrir sans devenir hetique , & ce que nous ne voyons jamais arriver ; ajoûtez à cela l'authorité d'Hippocrate, qui dit au 40. Aphorisme de la 5. section , que lors que le sang est porté aux mammelles, c'est signe de fureur, parce que s'y échauffant , il envoye des vapeurs acres & chaudes à la tête, cause quelque-fois des inflammations , & de differentes tumeurs, selon la qualité de l'humeur qui y prédomine.

Quibus mulieribus sanguis in mammas colligitur furorem significat.

Galien & Dioscoride ont re-marqué

marqué que les animaux qui paif-
fent la fcammonée , l'ellebore &
la mercuriale ont du lait qui eft
purgatif ; & fouvent on a obfervé
que les femmes qui mangent du
faffran ont du lait plus jaune qu'à
l'ordinaire , le chile étant porté
aux mammelles par plufieurs petites veines blanches qui fe déta-
chent du canal Thorachique. Je
ne dis rien de Valefcus de Taren-
te qui affure qu'on a veu un homme qui avoit tant de lait aux
mammelles qu'il en nourriffoit
fon enfant aprés la mort de fa
femme ; mais je m'attache fortement au fentiment d'Hippocrate
qui a connu de fon temps cette
verité qu'on a tâché de faire paf-
fer pour nouvelle dans la Republique des Lettres ; voicy ce qu'il
en dit au premier livre des maladies des femmes.

J'ay déja dit dans le Traité de
la nature de l'enfant qui vient au

F

monde, comment le lait est formé ;
aussi-tôst que la femme devient
grosse, ses mois sont pour l'ordinaire supprimés, excepté à quelques unes qui en ont tres-peu dans
ce temps-là ; or cette liqueur qui
nous paroist si douce étant engen-
drée des boissons, & des alimens
que nous prenons, court aux mammelles pour y estre suçée par les
enfans, & pour lors c'est une necessité que le reste du corps se
vuide davantage, & qu'il y ait
moins de sang, & c'est ainsi que
la chose se fait : Il y a pourtant
certaines femmes qui naturelle-
ment n'ont point de lait, & d'autres qui tarissent avant le temps,
cela vient de ce que les chairs de
celles-cy sont solides & épaisses,
ce qui fait que quoyqu'il y ait assez de liqueur, elle ne peut pourtant passer du ventricule aux
mammelles, parce que le passage
est trop étroit.

At vero lac quomodo fiat dictum est à me in naturâ pueri in partu, postquam autem prægnans fuerit mulier, menses non valdè prodeunt, præterquam quibusdam, pauci ; dulcissimus enim humor ex cibis ac potibus ad mammas vertitur, ac exsugitur, & necesse est etiam reliquum corpus magis evacuari, & minus sanguine plenum fieri ; atque hoc ita contingit ; sunt autem quæ naturâ sine lacte sunt, & quibus lac deficit, ante tempus : hæ vero naturâ solidæ sunt ac densæ carnis, & propterea sufficiens humor non penetrat à ventre in mammas quum via sit densa.

Ce passage établit parfaitement bien le lait fait immediatement du chile, & satisfait pleinement à la plus forte objection que font les partisans de l'opinion commune, qui veut que le lait se fasse du sang qui remonte des parties basses aux mammelles, d'où vient (disent-ils) que les femmes qui

ont du lait n'ont point d'ordinaires, parce qu'ils ceſſent de cou-
ler lors que les mammelles ſont
pleines, mais ſans doute ils aban-
donneront cette opinion quand ils
auront fait reflexion à ce que dit
Hippocrate dans ce paſſage.

Lors que le chile eſt formé il
court aux mammelles pour y être
ſuçé par les enfans, & pour lors
c'eſt une neceſſité que le reſte du
corps ſe vuide davantage, & qu'il
y ait moins de ſang : La raiſon
eſt qu'une partie du chile coulant
aux mammelles pour ſe changer
en lait, tout le chile n'eſt pas
converti en ſang, & le peu qui
reſte, la nature le retient pour la
neceſſité de la vie, & de la nourriture de tout le corps; & quand
il arrive que la femme fait autant
de ſang que de coûtume, cette
même nature en jette tous les
mois une partie dehors par les ordinaires, comme nous voyons

certaines femmes qui ont en même temps & du lait & des ordinaires.

CHAPITRE VII.

De la generation de l'Homme par les œufs.

LES Sçavans ont reçeu cette découverte bien differemment ; quelques uns d'abord l'ont traitée de fable , & malgré toutes les experiences qu'a faites Ker-
krin sur ces œufs qu'il assure estre la cause & l'origine de la generation de l'homme ; ils n'ont pû ima-
giner qu'un œuf pût estre suçé, ou attiré , ou transporté par les trompes de Fallope dans l'uterus, où l'on dit qu'il est rendu fecond par l'esprit de la semence de l'homme ; le passage & la voye de ces

trompes n'étant pas plus large que l'ouverture d'une aiguille à coudre : ils ajoûtent à cela que ces œufs qu'ils traitent d'imaginaires, dont il y en a de la grosseur des pois, & d'autres plus gros, étoient d'une substance glanduleuse entrelacés de veines & d'arteres, & renfermez dans de si fortes membranes qu'il est impossible d'en détacher un de l'ovaire, ou testicule des femmes avec les ongles quelque violence qu'on y apporte, sans déchirer le nid où il est attaché ; enfin voulant mettre leur sentiment hors de toute atteinte, ils assurent qu'il y a de petites parties d'une semblable figure dans les intestins des bêtes, enveloppées de membranes assez fortes, & même dans les excremens des hommes & des animaux, dont la rondeur ne paroist pas quand elles sont sorties, à cause de la trop grande chaleur qui les creve, ou de la compreſſion qu'elles ſouffrent quand elles ſont pouſſées au dehors; & de tout cela ils concluent que les reſtes de la ſemence virile dans l'uterus, ou des bêtes dans les trompes de Fallope, ſe peuvent quelquefois coaguler, & prendre la figure de petits globes : d'autres en jugent tout autrement , car Harvé n'a pas heſité de dire que tout ce qui prenoit naiſſance dans le monde l'acqueroit par le moyen des œufs, *omnia ex ovo*, & Kerkrin qui s'eſt encore expliqué fort clairement dans un petit traité qu'il a fait ſur cette matiere, eſt ſi penetré de cette verité par ſes propres experiences qu'il nous donne repreſentées par des figures de pluſieurs conceptions differentes, & des œufs de differentes groſſeurs qu'il dit avoir trouvez dans l'uterus, & dans l'ovaire des femmes, des animaux , & des filles même

qui en ont comme les poules,
quoy qu'elles n'ayent point de
coq; il est dis-je si penetré de
cette verité, qu'il ne fait point
de difficulté de croire que l'homme naît assurément d'un œuf comme le reste des animaux : J'y ren-
voye le lecteur pour apprendre ses
raisons avec d'autres curiositez,
m'attachant seulement à dire que
cette opinion n'est pas nouvelle,
comme on en peut juger par le
sentiment d'Hippocrate, qui dit
sur cette matiere dans le Livre de
la nature de l'enfant.

Or je rapporteray maintenant
la raison que j'ay promis un peu
auparavant d'expliquer, & autant
que les lumieres naturelles me le
peuvent permettre, je la rendray
sensible à tous ceux qui sont bien
aises d'être éclaircis sur ces choses,
sçavoir; que la premiere matiere
dont se fait la conception de l'enfant est enfermée dans une petite
peau,

peau, & que l'ombilic est envi-
ron au milieu de cette petite
membrane, & c'est en verité premierement par luy qu'elle se ra-
fraîchit, & à qui toutes les autres
petites membranes sont attachées;
la nature de l'enfant n'est point
autre que je la dis (c'est-à-dire
les premiers commencemens de
nôtre conception) & si quelqu'un
se veut servir des preuves, & des
experiences que je vais luy fournir, il reconnoîtra jusqu'à la fin
que toute la conception de l'enfant ne se fait point d'une autre
maniere que je le viens d'expliquer ; car si quelqu'un veut faire
couver vingt œufs, ou davantage
à une ou plusieurs poules qui ont
eu communication avec un coq,
& que tous les jours en commen-
çant dés le second jusqu'au dernier jour que le poulet doit éclo-
re, il en souftrait un, le casse, &
l'examine, il trouvera toutes cho,

G

ſes conformes à ce que je viens
d'avancer, & en quoy la conception des animaux qui naiſſent par
les œufs, a du rapport & de la
reſſemblance avec la conception
de l'homme, car toutes ſes petites
membranes ſont attachées à leur
ombilic, & tout ce que nous a-
vons dit de la conception de l'enfant ſe rencontre de même dans
les œufs des oiſeaux depuis le
commencement juſqu'à la fin; que
ſi quelqu'un par hazard ne l'a pas
encore remarqué, il s'étonnera
de voir un ombilic dans l'œuf d'un
oiſeau, & c'eſt de cette maniere
que les choſes ſe paſſent, & que
je les ay décrites.

*Nunc autem referam rationem
quam paulo ante me demonſtraturum
dixi, quantum humanæ menti poſſi-
bile eſt, manifeſtam illam omni qui
de hoc cognoſſe velit; quod genitura
in pelliculâ eſt, & quod juxta medium ipſius, umbilicus eſt, & per ilt*

tum sanè primò spiritum in se ipsam
trahit, & foras emittit, & quod ex
umbilico pelliculæ tensæ sunt; sed &
reliquam pueri naturam, quam dixi,
sic totam habere usque in finem reperiet, quo modo videlicet à me in
his sermonibus declaratum est, si quis
testimoniis & ocularibus inspectioni-
bus à me producendis uti velit.

Etenim si quis ova viginti, aut
plura, quo pulli ex ipsis excudantur
gallinis duabus, aut pluribus subji-
cere velit, & singulis diebus à se-
cundâ exordiendo usque ad ultimam,
quâ excuditur pullus ex ovo, sub-
strahere, confringere, & videre, in-
veniet omnia se habere juxta meum
sermonem, quomodo volucris naturam ad humanam conferre oporteat;
quod enim pelliculæ ex umbilico tensæ sunt; & reliqua quæ de puero dicta sunt, sic se habere in ovo volucris reperiet ab initio in finem; atqui
si quis nondum vidit mirabitur in
ovo volucris umbilicum inesse, atque

hæc sic habent, & sic à me relata sunt.

Ce Prince de la Medecine ne croyant pas par ce qu'il vient de dire avoir suffisamment établi cette verité, pour que personne n'en doutât plus, il tâche à nous en convaincre par la description qu'il nous donne de la naissance des oiseaux dans le même Livre, en ces termes :

L'oiseau s'engendre du jaune de l'œuf de cette maniere : Lors que la poule couve l'œuf elle l'échauffe, & ce qui se rencontre dans l'œuf de plus actif se met en mouvement par la chaleur de la mere, & en s'échauffant prend vie, & attire l'air au travers de la coquille, car elle est d'une substance si rare, & si peu condensée, que le poulet peut aisément attirer au travers de cette coquille autant d'air qu'il en a besoin ; il y augmente peu à peu, & ses parties s'y

forment, & s'y articulent de la même maniere que celles de l'enfant
comme je l'ay déja montré auparavant; le poulet donc naît du jaune de l'œuf, se nourrit, & prend
son accroissement du blanc, &
cela devient fort palpable à tous
ceux qui se donnent la peine de
s'y appliquer; mais lors que le poulet ne trouve plus dans sa coquille un aliment suffisant pour entretenir sa vie, il s'y remuë fortement
pour chercher ailleurs un aliment
plus copieux , il rompt pour lors
les membranes qui l'environnent,
& la mere s'appercevant de la
violence de ce mouvement, casse de son bec la coquille , & le
fait sortir , ce qui arrive au bout
de vingt jours , & l'on connoist
aisément que la chose se passe ainsi ; car lors que le poulet est sorti
de sa coquille, il n'y a plus pour
ainsi dire d'humidité dans cette
coquille , le tout étant presque

converti en la substance du poulet; de même aussi l'enfant étant déja devenu grand, la mere n'ayant plus dequoy luy fournir un aliment capable d'entretenir sa vie, il est obligé d'en chercher davantage ailleurs, & pour lors frappant des pieds il rompt ses membranes, se délivre de ses liens, & paroît enfin au jour : tout cela arrive au plus tard dans le dixiéme mois.

Volucris ex ovi luteo nascitur hoc modo; incubante matre ovum calescit, & quod in ovo inest spiritum habet, & alterum frigidum ab aere per ovum attrahit, ovum adeo est rarum ut spiritum, qui attrahitur, sufficientem ei quod intus est, transmittat; & augescit volucris in ovo, & coarticulatur modo eodem ac consimili velut puer, quemadmodum jam antea à me relatum est; nascitur autem ex luteo ovi volucris; alimentum vero, & augmentum habet ex albo quod in ovo est , atque hoc jam omnibus manifestum factum est qui animum adverterunt; ubi autem deficit alimentum pullo ex ovo, non habens id sufficiens unde vivat , fortiter movetur in ovo uberius alimentum quærens , & pelliculæ circumdirumpuntur , & ubi mater sentit pullum vehementer motum , putamen excalpens ipsum excludit , atque hæc fieri solent in viginti diebus; & manifestum est quod ita se habent: ubi enim excusa est volucris nullus humor in ovi testis inest, qui sanè memorabilis existat , expensus est enim in pullum ; sic etiam ubi auctus fuerit puer , mater non amplius sufficiens alimentum ipsi , exhibere potest , uberius itaque præsentè alimentum puer quærens, calcitrando pelliculas dirumpit, & à vinculo exolutus simul foras prodit ; atque hæc ut longissimè in decem mensibus fiunt.

Il paroît dans tout ce livre que ce grand homme a pris plaisir à

G iiij

nous tracer les premiers commencemens de nôtre conception,
& afin que personne n'en pût
douter, il confirme ce qu'il dit
par l'exemple d'une musicienne
de son temps qui laissa tomber de
sa matrice une conception de six
jours, qu'il décrit fort exactement,
& qu'il compare à un de ces œufs,
qu'on trouve dans les poules lors
qu'ils ne sont pas encore revêtus
de coquille ; en effet pour peu
qu'on ait remarqué dans les faus-
ses couches ce que les femmes
jettent dehors l'uterus aux premiers jours d'une conception (&
qu'on appelle faux germe) on
voit que ce n'est autre chose qu'u-
ne petite bulle, ou bouteille, ou
vesicule de la figure de ces œufs
sans coquille, qui est remplie d'u-
ne matiere aqueuse, & dans laquelle toute la machine de l'homme se forme & s'accomplit pendant l'espace de neuf mois, com-

me on le connoîtra par la conception de cette musicienne qu'Hippocrate rapporte en ces termes
dans le même Livre.

CHAPITRE VIII.

Confirmation de cette opinion.

IL y avoit (dit-il) chez une
Dame de nos amies une dome-
stique qui se mêloit de chanter,
& quoy qu'on sçût qu'elle eût
un grand commerce avec les hommes, il luy étoit pourtant dangereux, pour ne pas perdre entierement sa reputation, de devenir
grosse ; or cette musicienne avoit
oüi dire, comme il arrive souvent
à des femmes de parler entre-elles
de galanterie & de grossesse, que
pour qu'une femme devienne
grosse, il ne faut pas que la pre-

miere matiere de noſtre conception s'écoule au dehors, mais
qu'elle ſoit retenuë dans le lieu de-
ſtiné pour la generation : celle-cy
donc ayant bien entendu & com-
pris ce qu'elles diſoient, ne manqua pas de le bien obſerver, &
lors qu'elle eut reconnu qu'une
fois dans l'action il ne s'étoit rien
écoulé au dehors, elle ne manqua
pas d'en faire confidence à ſa
maîtreſſe, qui m'en inſtruiſit auſſi-
toſt. Je n'eus pas plûtoſt appris
cette nouvelle que je la fis ſau-
ter juſqu'à ſept fois , aprés quoy
la premiere matiere de nôtre conception s'échappa de ſa matrice,
qui fit en tombant un peu de
bruit, & d'abord que cette chan-
teuſe l'eût apperceuë, elle en fut
ſurpriſe ; je vais vous dire comme
elle étoit : Elle me parut formée
de même qu'une liqueur tranſpa-
rente enfermée dans la pellicule
interieure d'un œuf crud , aprés

que quelqu'un adroitement en a
ôté la coquille qui le couvre de
toutes parts, voila comme elle é-
toit faite ; mais pour m'étendre
davantage je diray que la liqueur
paroiſſoit rouge & d'une figure
ronde ; on remarquoit même au
dedans de cette pellicule de certaines fibres blanches, groſſes,
couvertes & teintes d'un ſang é-
pais, & aſſez rouge, & au dehors
de petites taches noirâtres comme dans les meurtriſſures ; proche
le milieu il paroiſſoit quelque
vaiſſeau mince & délié que j'ay
toûjours pris pour l'ombilic, &
en verité il m'a paru que c'étoit
premierement par luy qu'elle at-
tiroit & repouſſoit l'air , même
cette pellicule qui comprend &
enveloppe cette premiere matiere de noſtre conception étoit entierement attachée à luy : Voila
aſſurément comme j'ay veu une
conception formée de ſix jours.

Mulieris nobis familiaris famula cantrix magnæ existimationis ex virorum consuetudine erat, quam in ventre concipere non conveniebat, ut ne minoris existimationis redderetur; audierat autem cantrix ipsa qualia inter se mulieres dicunt, quod quando mulier conceptura est in ventre, genitura non egreditur, sed intus manet ; auditis autem his, atque intellectis, hoc semper observavit, & quum quandoque sentiret genituram non exeuntem, dominæ exposuit, & sermo ad me statim pervenit ; ego vero quum audissem, jussi ipsam ad terram saltare, & postquam jam septies exiliisset, genitura in terram profluxit, & strepitus factus est, atque illâ conspectâ ipsa admirata est; qualis autem erat ego referam : velut si quis ovo crudo externam testam circum circa adimat, in internâ vero pelliculâ inclusus liquor perlucescat, modus quidem talis erat ; & ut abundè dicam ruber erat liquor &

rotundus, in pelliculâ vero fibræ quæ-
dam albæ ac craſſæ ineſſe videbantur,
cum cruore craſſo & rubro obvolutæ,
circum autem pelliculam foris cruen-
ta veſtigia inſtar ſugillatorum, juxta
medium vero tenue quid eminebat,
quod mihi umbilicus eſſe videbatur,
& per illum ſanè ſpirationem extrà,
& intrò primum facere apparebat,
quin & pellicula genituram ambiens
ac complectens, tota ex illo tende-
batur : talem ſanè ego genituram ſex
dierum exiſtentem vidi.

Quoy qu'il ſemble que rien
n'ait échappé aux lumieres de ce
vaſte genie, je me ſens pourtant
obligé de faire icy une remarque
pour faire connoître en quoy il
s'eſt trompé lors qu'il aſſure dans
la deſcription qu'il fait des principes de nôtre origine, que le
poulet naît du jaune de l'œuf,
qu'il ſe nourrit & prend ſon ac-
croiſſement du blanc. Ariſtote, &
les experiences ſont formellement

contraires à son sentiment ; ce Prince des Philosophes nous dit positivement dans le 2ᵉ chap. du 3ᵉ Livre de la generation des animaux, que le poulet se nourrit du jaune qui se fond en lait, que plusieurs cependant ont crû que c'étoit du blanc, à cause de la ressemblance qu'il a avec le lait. *Non enim albumen ovi, lac est, sed vitellum, hoc enim pullis pro cibo est, multi pro cibo albumen existimant propter coloris affinitatem* : & l'experience nous apprend que les œufs produits sans coq n'engendrent point de poulet, d'où il faut tirer cette consequence que le poulet naist du germe de l'œuf, qu'il se nourrit du jaune, & que le blanc sert de matiere aux membranes qui l'enveloppent ; nos modernes qui n'oublient rien pour satisfaire leur curiosité ont souvent remarqué que lors qu'on ouvre un œuf quatre jours aprés

avoir efté couvé , on découvre
dans le germe un petit point, qui
eft le cœur, que plufieurs appellent, *punctum faliens* , avec deux
petits lineamens de vaiffeaux qui
font la veine & l'artere ; fept ou
huit jours aprés fi on en caffe un
autre, le cœur eft bien plus ap-
parent par le petit mouvement
qu'on y obferve , & comme ce
vifcere eft le premier vivant au
rapport de ce même Philofophe,
on doit tenir cette confequence
pour certaine que le poulet naift
du germe , & non pas dû jaune
de l'œuf.

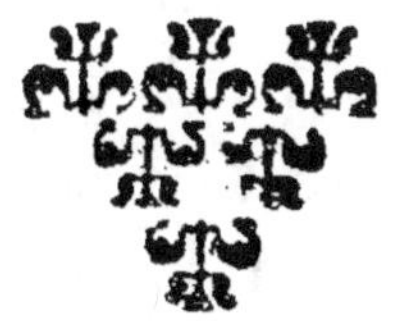

CHAPITRE IX.

Des cornes, ou trompes de la matrice.

COmme l'envie de sçavoir est naturelle à tous les hommes, & qu'entre-eux il s'en trouve de plus vigilans & de plus curieux qui n'épargnent ny leurs peines, ny la dépense pour venir à bout de leur dessein, cela fait qu'on découvre tous les jours quelque chose de nouveau dans les ouvrages de la nature, ou pour mieux dire qu'on apprend mieux la maniere d'expliquer avec plus de netteté ce que nos premiers maîtres ont connu bien auparavant nous : C'est ainsi que Fallope par le grand nombre des dissections qu'il a faites a crû avoir découvert le premier

le premier certains vaisseaux qui
s'inserent dans le fonds de l'uterus, & qui ont communication a-
vec l'ovaire des femmes ; or ces
vaisseaux sont appellez cornes de
la matrice, parce qu'effectivement
ils ont beaucoup de rapport avec
une trompe comme on le peut
voir dans les figures que Monsieur
Denis en a fait tracer dans ses
conferences, au chapitre des œufs
qui se trouvent dans les testicules
des femmes ; & c'est par cette ressemblance qu'on les a appellées
tubæ Fallopianæ, parce que Fallope s'en est attribué la gloire de
l'invention : mais il est juste de
rendre à un chacun ce qui luy
appartient, & de ne plus souffrir
davantage que ce sçavant homme
se flate d'un honneur qui est dû
legitimement à Galien. Voicy
comme il s'explique sur ces cornes dans le 7e chapitre du premier
livre qu'il a fait de la semence.

H

C'eſt pourquoy aprés que la ſemence de l'homme s'eſt écoulée juſqu'au fond de l'uterus, & qu'il étoit impoſſible que toute cette partie en pût eſtre enduite à cauſe des productions qu'elle a de part & d'autre qui reſſemblent à des cornes, certes la nature a eu ſoin auſſi de les adoucir, & de les oindre d'une autre ſemence qui eſt celle de la femme, comme nous l'avons fait voir ailleurs; nous en parlerons incontinent aprés, afin de ne pas rompre le fil de nôtre diſcours, dautant qu'un vaiſſeau ſpermatique qui vient des teſticules de la femme s'inſere dans les cornes qu'on remarque de chaque côté de la matrice.

Quand donc la femme vient à jetter ſa ſemence au même moment que l'homme, cette ſemence jettée dans le milieu de la capacité de l'uterus enduit auſſi les paſſages, rencontre celle de l'homme

dont il se fait un mélange, & elles se retiennent reciproquement
par le moyen des membranes que
la semence de la femme a produi-
tes en chemin, tant pour rendre
(en enveloppant de toutes parts
la premiere matiere de nôtre conception) cette utilité au fœtus,
que pour servir en quelque façon
d'aliment à la semence de l'homme.

Postquam itaque semen ad fun-
dum uteri allapsum est, & impossibi-
le erat ipsum totum oblinire, ut potè
qui exortus utrinque velut cornua
quædam habeat; natura sanè etiam
hæc alio semine, ipsius fœminæ vide-
licet, illevit; quemadmodum alibi à
nobis demonstratum est: refertur au-
tem & nunc paulo post, ne sermonis
continuitatem dissecemus; in hæc e-
nim cornua singula ab utraque parte
existentia vas seminale se ingerit ex
fœminæ testibus profectum; quando
igitur sub idem tempus fœmina simul

cum mare semen emiserit, semen per utrumque cornu ejectum, & in medium uteri spatium delatum, simul quidem oblinit vias, simul pervenit ad masculi semen, ipsumque huic miscetur, & per pelliculas mutuo invectuntur, quas tunc in propriâ profectione ipsum mulieris semen produxit, ut totam genituram amplectens, hanc fœtui utilitatem exhiberet, & ut veluti alimentum quoddam masculo semini fieret.

Kerkrin prétend que cette semence est portée dans l'action de la generation de l'homme jusqu'à l'ovaire, où elle rend les œufs feconds, qui defcendent aprés dans l'uterus par les vaiffeaux deferans: mais il y a bien plus d'apparence que ces œufs y defcendent par ces trompes qui font enduites d'une humeur blanchâtre qui leur fraye le chemin, & où ils reçoivent la fecondité par l'activité des efprits de la femence de l'homme qui les penetrent, comme l'humidité de la terre s'insinuant dans les graines par leurs petits pores, les rend fecondes.

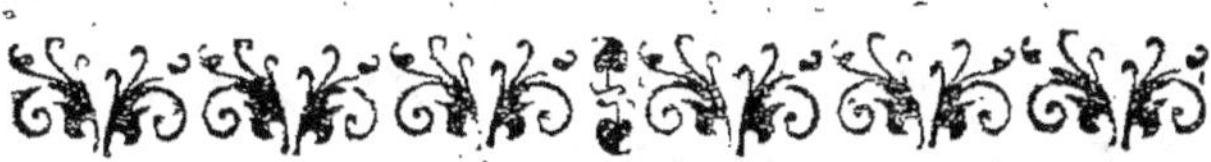

CHAPITRE X.

Des vaisseaux salivaires, & des glandes des intestins.

TOut le monde sçait assez que la salive donne le premier commencement de dissolution à tous les alimens que nous prenons, aprés avoir esté grossierement brisez par les dents, & qu'étant jettez dans l'estomach par le gros de la langue, ils y trouvent d'autres dissolvans plus acides qui penetrans leurs plus petites parties les changent en une substance liquide qu'on appelle chile, d'où l'on peut connoître que la cha-

H iij

leur naturelle du ventricule n'est
pas le seul & principal agent de
la chilification, mais qu'elle donne seulement plus d'activité à ces
eaux fortes : l'exemple d'un mor-
ceau de viande qu'on fait cuire
dans un pot plein d'eau nous en
convainc assez , puis que cette
viande boüillira tout un jour sans
qu'elle se change en chile, quoy
que la chaleur de l'eau boüillante
soit beaucoup plus forte que celle de l'estomach ; & nous voyons
par experience que les poissons en
digerent d'autres , & les reduisent
en chile , quoy qu'on n'y sente
pas la moindre chaleur. Nos modernes connoissant bien que ces
dissolutions se commençoient par
le moyen de la salive , ont travail-
lé à découvrir les conduits qui
la portent dans la bouche. Stenon comme le plus heureux, s'est
vanté de les avoir apperceus le
premier; il nous assure qu'ils pre-

nent leur origine entre les glandes parotides, & qu'ils vont s'in-
ferer entre les deux machoires au
deſſous du muſcle crotaphyte,
d'où cette humeur peu à peu tombe par le mouvement des machoires dans la bouche. Peïerus ne ſe
ſent pas moins glorieux d'avoir
trouvé (à ce qu'il dit) le premier
les glandes des inteſtins ; mais ces
deux Auteurs ſe ſeroient bien é-
pargné des peines s'ils avoient lû
exactement Galien, qui nous décrit parfaitement bien & ces vaiſſeaux & ces glandes, lors qu'il
dit dans le chapitre 6ᵉ du 2ᵉ Livre de la ſemence : Marinus fait
de deux ſortes de glandes, celles
qui reçoivent des veines & des
arteres, & d'autres propres aux
vaiſſeaux qui s'arrêtent dans le
meſentere ; il en fait de deux eſ-
peces à cauſe du double employ
qu'elles ont, les unes ſont ſeiches
& ſolides qui ſoûtiennent les vaiſ-

feaux qui ont coûtume de fe fe-
parer , les autres font humides &
d'une fubftance fpongieufe pour
recevoir les vaiffeaux ; il affure que
ces dernieres glandes produifent
une certaine humidité qui a bien
du rapport avec la pituite, & que
cette ferofité fert à oindre & lu-
brifier la membrane interieure des
inteftins , & qu'il ne fe trouve
prefque plus perfonne qui ignore
que les glandes qui produifent la
falive n'ayent pas des vaiffeaux
palpables & fenfibles pour la ré-
pandre en abondance dans la bouche ; de même que les glandes
n'arrofent pas tout le gofier pour
une pareille utilité , c'eft une verité reconnuë également de tous
les habiles Anatomiftes.

In hoc fanè genus glandularum &
arterias & venas inferi (ait) &
quafdam vaforum in mefenterio glan-
dulas , definere ; duplex namque &
harum glandularum genus effe , quod
&

& utilitas duplex existat , densas quidem & siccas quæ vasa quæ findi solent, fulciunt, raras vero & humidas in quas vasa inseruntur ; has ipsas etiam humiditatem velut pituitosam generare (ait) quæ ipsa humiditas internam intestinorum tunicam sublinit , & quasi inungit ; quod etiam glandulæ quæ salivam generant sensilibus vasis ipsam in os profundant ferè non amplius quisquam ignorat: sicut neque quod totas fauces glandulæ humectent, ejusdem gratiâ utilitatis , hoc ipsum æqualiter ab omnibus artis resecandi corpora peritis confessum est.

Aprés des passages si formels & si positifs, je ne croy pas qu'on puisse soûtenir encore que les Anciens n'ont pas connu ny les glandes des intestins , ny les vaisseaux salivaires sans vouloir passer pour insensé ou temeraire au sentiment d'Augerius Ferrerius , qui dit, *quæ sensibus exposita sunt contravenire*

I

fani hominis non eft; ce n'eft pas pourtant que je ne croye bien que toutes les peines que ces grands hommes fe font données pour avoir une parfaite connoiffance de l'Anatomie, ne leur ayent acquis cette nouvelle découverte ; mais dautant qu'ils n'en n'ont jufqu'icy rien remarqué dans Galien , & qu'ils fçavent bien neanmoins que d'autres habiles Anatomiftes les ont précedé , ils devoient, ce me femble, en ufer de la même maniere que Monfieur Defcartes, qui dit dans fa Methode, qu'il ne fe vante point d'être le premier inventeur d'aucunes opinions, qu'il donne bien les fiennes fans qu'il les ait reçûës, ou pour avoir efté dites par d'autres , ou pour ne l'avoir pas efté, mais feulement parce que la raifon les luy a perfuadées.

CHAPITRE XI.

De la glande Pineale.

LA pluſpart des Sçavans conviennent que les Anciens ont connu les glandes du cerveau, & ſur tout celle qu'on nomme Pineale ; mais comme les modernes luy ont attribué des excellences, & des avantages que les premiers n'ont pas remarqué, j'ay jugé qu'il ne ſeroit pas hors de propos d'inſerer dans ce petit traité ce que les uns & les autres en ont penſé.

Cette glande prend ſon nom de ſa figure qui reſſemble à une pomme de pin, elle eſt ſituée dans la moïenne region du cerveau immediatement au deſſous du plexus Choroide, qui n'eſt qu'un aſ-

semblage de veines & d'arteres,
avec quantité de pétits nerfs qu'on
distingue beaucoup mieux lorsqu'il est détaché de dessus cette
glande qui bouche un conduit
qui va au quatriéme ventricule
qu'on appelle *Calamus*, à cause du
rapport qu'il a avec une plume à
écrire.

Quelques modernes ont estimé
que cette petite partie glanduleuse étoit la base du cerveau, le siege & la principale demeure de
l'ame : on peut voir là-dessus Monsieur Descartes qui en a parlé fort
avantageusement, mais Galien est
d'un sentiment tout contraire ;
voicy ce qu'il en dit dans le 14ᵉ
chapitre du 8ᵉ Livre de l'usage des
parties.

Reprenant donc nôtre discours
touchant les parties qui sont situées aprés le ventricule moyen,
examinons pour quelle raison la
nature a fait le corps qui est cou-

ché à l'entrée du conduit qui joint
ce ventricule avec le petit cerveau,
& que les Anatomistes appellent
Conarion : Ce corps est d'une substance glanduleuse, d'une figure
semblable à une pomme de pin
(dite en Grec κῶνος) d'où il prend
son nom ; quelques-uns croient
qu'il a le même usage que le pilore
du ventricule ; car comme ils assurent que le pilore ou portier est
une glande qui empêche que le
chile ne tombe dans l'intestin
grêle avant qu'il soit cuit, de même cette glande appellée *Conarion*,
est située au commencement du
conduit par lequel l'esprit passe
du ventricule moyen au poste-
rieur, & qu'elle fait là l'office d'un
gardien, & d'un bon œconome
qui n'en laisse passer qu'autant
qu'il en faut ; j'ay fait voir un peu
auparavant ce qu'on devoit croire
de ce pilore ou portier de l'estomach : quant à cette glande qui

est semblable à la pomme de pin; je croy qu'elle a esté formée pour le même usage qu'ont les autres glandes, à sçavoir pour soûtenir & remplir les divisions des veines, car elle remplit la division & l'interstice de la grande veine, de laquelle toutes celles qui composent le tissu qui est aux ventricules anterieurs (& qu'on appelle *plexus Choroide*) prennent leur origine.

Rursus igitur ad partes quæ post medium sunt ventriculum, reversi consideremus, cujus rei causâ corpus id quod ad principium meatus incumbit, qui ventriculum hunc cum cerebro posteriore conjungit, extiterit, quod ab anatomicis κωναριον *appellatur; est autem corpus hoc substantiâ quidem glandulâ, figurâ autem cono perquam simile, unde ei nomen quoque est impositum : utilitatem ei eandem esse existimant aliqui quæ est in piloro ventriculi, nam & hunc confirmant esse glandulam, prohibereque*

*ex ventriculo cibum priusquam is co-
ctus sit in tenue intestinum transumit,
ad eundem modum & hanc glandulam qui meatus spiritum ex medio
ventriculo in parencephalidis ventriculum transmittit, custodem quem-
dam esse aiunt, & velut œconomum
esse quantum spiritus mitti oporteat;
ego vero antè exposui de ventriculi
piloro quid sentire oporteat, hanc vero glandulam cono adsimilem, ma-
gnæque vena divisionem opplentem
(à quâ omnes fere quæ in anteriori-
bus sunt ventriculis, plexus χοροειδῶς
conflantur) in eum usum in quem re-
liquæ glandulæ venarum divisiones
firmantes arbitror fuisse factam.*

Par ce que vient de dire cet
homme incomparable, on connoît
déja bien qu'il avoit remarqué
cette glande dans le cerveau,
puis que même de son temps on
disputoit de ses usages ; mais on
n'en doutera plus quand il se sera
expliqué plus au long sur cette

matiere, & qu'il aura fait obser-
ver le peu de connoissance qu'en
ont ceux qui luy attribuent les
plus belles, & les plus nobles a-
ctions dont l'homme est capable:
voicy donc comme il poursuit
dans le même Livre mais un peu
plus bas, en ces termes. Ceux qui
croyent que ce Conarion est placé
là pour regler le passage de l'esprit ne connoissent pas l'usage &
l'office de cette Epyphise ou production, que les Grecs nomment
Scolicoide, c'est-à-dire vermifor-
me, parce qu'elle a la figure d'un
ver, & donnent trop de pouvoir
à cette glande; car si elle étoit une
partie du cerveau, comme le pilore en est une du ventricule, de
la differente situation qu'elle pren-
droit par les dilatations & les
compressions du cerveau, elle
pourroit alternativement ouvrir &
fermer ce passage; mais parce que
cette glande n'est nullement une

partie du cerveau, & même qu'elle n'est pas attachée aux parties
interieures, mais plûtost aux parties exterieures de ce ventricule,
il est difficile de croire qu'elle
puisse ouvrir & fermer ce conduit,
puis qu'elle n'a de soy aucun mouvement: quelqu'un peut-estre me
demandera qu'est-ce qui l'empêche de se mouvoir par elle-même?
que s'il étoit vray que rien ne
l'empêchât de se mouvoir d'elle-
même, cette glande (s'il eût plû
aux Dieux) auroit toute l'excel-
lence & la dignité du cerveau, &
le cerveau pour lors seroit seulement un corps percé de plusieurs
conduits, comme un instrument
propre à luy obeïr, & qu'elle
pourroit mouvoir comme il luy
plairoit: il n'est pas necessaire de
faire voir comme cette opinion est
impertinente & ridicule; car ceux
qui s'imaginent que c'est une necessité qu'il y ait auprés de ce con-

duit une petite partie du cerveau de cette figure qui regle le passage de l'esprit, auroit bien de la peine à la trouver, puis que ce n'est pas le Conarion, mais bien cette Epyphise qui s'étend tout le long du conduit scolicoide ou vermiculaire, que les plus habiles Anatomistes nomment ainsi, à cause que cette Epyphise ou production represente la figure d'un ver, dit en Grec scolicoide.

Opinari autem transitui spiritus praeesse id Conarion hominum est σκωληκοειδὸς, hoc est vermiformis, Epiphyseos actionem ignorantium, & plus aequo glandulae largientium; nam si cerebri ipsius esset particula, quemadmodum pilorus est ventriculi, liceret ipsi unâ cum cerebri dilatationibus ac compressionibus ex suo opportuno situ dimoto, aperire vicissim meatum, ac claudere; postea vero quia neque omnino pars est glandula haec, neque ab internis partibus ven-

triculi, sed extrinsecus ipsi adhæret, qui possit tam magna in meatu effingere, cum ipsa moveri ex sese nequeat ; at quid prohibet (dicet forsan aliquis) quominus ipsa per se moveatur, quid tandem aliud prohiberet ? quod si ita esset, glandula quidem (si diis placet) cerebri facultatem habeat ac dignitatem, cerebrum vero ipsum, corpus duntaxat erit crebris meatibus interceptum, tanquam instrumentum ad parendum ei idoneum, quod movere ipsum suapte naturâ possit ; sed hæc quam ignorantiæ sint plena atque inscitiæ, quid opus est commemorare ; nam qui somniant oportere quidem illic alicubi circa meatum cerebri particulam esse ejusmodi, quæ spiritus transitui præsit ac dominetur, invenire autem ipsi nequeunt, non est Conarion, sed ea est Epiphysis quæ secundum totum meatum extenditur σκωλεικη, id est vermi adsimilis, nominant enim eam qui magis in Anatomis sunt versati

à solâ figurâ σκωλεκοειδη, id est ver-
miformem appellantes Epyphisim.

Les fonctions que Galien attri-
buë à cette glande paroiſſent ſans
doute plus conformes à ſa nature
que tous les avantages que Mon-
ſieur Deſcartes luy donne ; car
quelle apparence y a-t-il de croire que cette partie glanduleuſe
ſoit le trône où l'ame opere tant
de merveilles, aprés avoir appris
d'Hippocrate dans le Traité des
glandes, qu'elles ne ſont faites par
la nature que pour recevoir les
ſuperfluitez de tout le corps : Galien encheriſſant ſur le ſentiment
d'Hippocrate dit que leur temperamment eſt froid & humide, &
leur ſubſtance rare, friable, ſpon-
gieuſe, & par conſequent propre
à cet uſage ; je laiſſe pourtant au
lecteur la liberté d'en croire ce
qui luy plaira, n'ayant icy rappor-
té ce que Galien a dit de cette
glande que pour faire voir ſeule-

ment le peu de connoiſſance
qu'ont dans l'Anatomie ceux qui
nient qu'elle ſe trouve dans le
cerveau, & qui la traitent de chi-
mere & de viſion de quelques
Philoſophes ; & pour faire remarquer auſſi la contrarieté des ſen-
timens de cet Ancien, & de Mon-
ſieur Deſcartes ſur cette matiere.

CHAPITRE XII.

Des Coctions par la fermentation.

SI nôtre humide radical pouvoit reſiſter aux atteintes de
nôtre feu naturel, nous n'euſſions
pas eu beſoin d'un cuiſinier inte-
rieur capable de preparer les
viandes, & de les convertir à nôtre uſage ; mais parce qu'il fait
tous les jours quelques brêches
dans ce baûme, & cette huile ce-

leste qui entretient la lampe de nôtre vie, la nature nous a pour-vûs d'une vertu secrete pour en reparer les pertes par les frequen-tes coctions des alimens qui se commencent dans l'estomach, & s'achevent enfin dans chaque par-tie du corps; l'opinion commune prétend que cette premiere co-ction se fait par une vertu & pro-prieté specifique de l'estomach, comme aussi par sa chaleur, & cel-le qui luy est communiquée par les parties voisines, qui sont com-me un brasier toûjours allumé au-tour d'une chaudiere; mais j'ay fait voir dans le chapitre des vais-seaux salivaires comme cette opi-nion est fausse, & je puis encore ajoûter icy, qu'il y a des animaux qui digerent les os, & d'autres le fer, ce que la chaleur naturelle ne peut faire sans un autre secours. Volkamer est de ce sentiment, & dit que cette partie étant mem-

braneuſe n'a de chaleur qu'autant
qu'il en faut pour elle-même, &
que celle qu'on y ſent quelque-
fois, bien loin d'aider à la dige-
ſtion, nous excite à jetter par vo-
miſſement les choſes que nous a-
vons avallées : mais il conſidere
l'eſtomach comme un ſac dans lequel les alimens s'attenuënt, & ſe
liquefient par la ſimple diſſolution
des principes qui les compoſent,
& veut que cette diſſolution n'arrive qu'à cauſe de leur croupiſſe-
ment dans une partie lâche &
molle, & de la ſalive dont ils ont
eſté imbus dans la bouche ; ce qui
luy fait rejetter l'opinion des modernes, qui aſſurent que la dige-
ſtion ſe fait par les levains & les
acides de l'eſtomach : ſa raiſon eſt
qu'il n'y voit aucuns reſervoirs,
& qu'il ne ſçait en quelle quantité il faudroit que ces acides cou-
laſſent à point nommé dans le ventricule lors qu'il eſt chargé de vian-

de pour en faire la digestion ; mais
il n'eût jamais eu ce sentiment s'il
s'étoit servi d'excellens microscopes , il eut sans doute découvert
un grand nombre de glandes dont
la membrane interieure du ventricule est remplie , dans lesquelles de petites arterioles dégorgent
en abondance cette humeur aci-
de, qui venant à s'exprimer excite dans l'estomach une fermentation , par laquelle ces acides penetrans les petites parties des alimens déja divisées & ramolies par
la salive , continuent de les divi-
ser encore davantage , pour en
faire une plus grande dissolution ,
& les convertir en chile ; c'est par
le secours de ces microscopes que
nos modernes ont apperçûs toutes
ces choses, & qui les ont portez
à s'en dire les premiers inventeurs,
mais ils vont éprouver la verité de
ce proverbe de Plaute (*nihil di-*
ctum, quod non dictum prius) lors
qu'ils

qu'ils entendront parler Hippocrate sur cette matiere dans le Livre de l'ancienne Medecine, en
ces termes :

Je croy assurément que l'estomach de ceux qui prennent des
alimens, & qui n'attendent pas
un temps necessaire pour que la
la coction de ceux qu'ils ont pris
la veille soit entierement achevée,
& qu'ils en ayent jetté dehors les
excremens & les superfluitez, mais
qui en entassent de nouveaux sur
ceux qui se fermentent, & qui
boüillent encore dans leurs esto-
machs, & sur ceux qui restent aprés
leur fermentation, cuisent plus len-
tement, & doivent se donner du
relâche & du repos.

Et sanè puto his qui cibum sumere
consueverunt, quod non expectave-
runt justum tempus donec ipsorum
venter pridiè ingestos cibos perfectè
consumpsisset, & exuperasset, eva-
cuatusque esset, ac quievisset, sed in,

K

ferventem adhuc , & fermentatum novos ingesserunt , ejusmodi autem ventres multo tardius concoquunt , & majori opus habent cessatione , & quiete.

Hippocrate ne pouvoit pas donner plus de jour à ses pensées, dont les expressions sont si nettes qu'on n'a pas besoin d'interpretes pour les comprendre ; & lors que les modernes nous enseignent que les coctions se font par la fermentation , voit-on qu'ils s'expliquent autrement que ce grand homme, & qu'ils ayent droit de ternir la gloire qu'il s'est acquise dans la curieuse recherche des actions les plus secretes de la nature ? mais comme ses principales occupations étoient la dissection des animaux , pour reconnoître le mouvement du cerveau, du cœur , & du diaphragme , les organes de la voix, les nerfs recurrens , & particuliérement le changement des a-

simens en chile ; doit-on s'étonner
s'il a découvert la maniere dont
ils s'attenuënt & se liquefient dans
le ventricule , & ne sera-t-on pas
enfin convaincu que les modernes
n'ont rien mis du leur dans cette
découverte, qu'ils prétendent in-
justement leur appartenir.

CHAPITRE XIII.

*Toutes les maladies ne se font
pas seulement par le sang, la
bile, la pituite & la melan-
cholie, mais aussi par d'autres
humeurs.*

ON a toûjours crû que tandis
que les quatre humeurs, qui
composent la masse du sang , con-
servent leur juste proportion , &
leur loüable temperamment , elles

nous entretiennent dans une san-
té parfaite, au lieu que lors qu'elles dégenerent de leur degré de
bonté elles engendrent des maladies : mais les modernes outre ces
quatre humeurs en ont encore remarqué d'autres dans nos corps,
qui, lors qu'elles sont alterées, ne
sont pas moins ennemies de ce
trésor que la pluspart des hommes
sacrifient aux excez & aux dé-
bauches, comme celles dont sont
engendrées la verole, le scorbut,
la peste, le cancer, & d'autres qui
nous sont apportées par les alimens, étant certain qu'on trouve
dans le corps humain des humeurs
vitriolées, tartareuses, & nitreu-
ses, au rapport même d'Hippocrate, qui dit dans le Livre qu'il a
fait du regime de vivre qu'on doit
garder dans les maladies aiguës :

Si en Esté ou en Automne il arrive quelquefois qu'une humeur
chaude & nitreuse tombe de la

teſte, elle s'échauffe avec le tems,
& acquiert de l'acrimonie qui cor-
rode, & cauſe des ulceres aux parties où elle ſe rencontre.

*Quum vero Æſtivo tempore, aut
Autumnali fluxio calida, ac nitroſa
de capite defluxerit, ut potè, ex tempore acris, ac calida facta, talis ubi
eſt mordet, & ulcerat.*

Il n'eſt donc pas difficile de
croire que le nombre de ces quatre humeurs ne puiſſe eſtre aug-
menté par beaucoup d'autres
qu'on remarque ſenſiblement
dans nos corps; car tout le monde ſçait que la terre contient en
ſoy les eſſences des mineraux, &
qu'elles ſont attirées par les plan-
tes avec le ſuc de la terre qui leur
donne la nourriture & leur accroiſ-
ſement, de ſorte qu'en nous nour-
riſſant de leur fruits, il faut de
neceſſité que ces eſſences minera-
les paſſent dans nos veines, & ſe
mêlent avec les humeurs; les eaux

mêmes que nous bûvons en font
fouvent impregnées felon les lieux
foûterrains par où elles paffent.

Mais quoy que les modernes
les ayent veritablement remar-
quées, ils n'ont pas pour cela le
droit de fe donner l'honneur d'en
avoir fait la découverte les premiers ; ils devoient mieux examiner les Anciens, & ils euffent
appris qu'auparavant eux Hippocrate en avoit parlé dans le Livre
de l'ancienne Medecine, voicy ce
qu'il dit :

Il fe trouve encore dans nos
corps des matieres ameres, falées,
douces, acides, afpres, fluides,
& une infinité d'autres qui ont
de differentes facultez felon leur
abondance & leur force, qui tandis qu'elles demeurent dans leur
jufte proportion & loüable temperamment ne fe donnent pas à
connoître, & ne font point de
mal ; mais fi-toft qu'elles degene-

rent de leur degré de bonté, elles
se manifestent, & nous causent
des maladies.

*Inest in homine & amarum, &
salsum, & dulce, & acidum, & a-
cerbum, & fluidum, & alia infinita
omnigenas facultates habentia, co-
piamque ac robur, atque hæc quidem
ac inter se temperata, neque conspi-
cua sunt, neque hominem lædunt;
ubi vero quid horum secretum fuerit, atque ipsum in se ipso fuerit nunc
est conspicuum, & hominem lædit.*

Voila les sentimens des Anciens touchant les découvertes
prétenduës nouvelles; mais je ne
desespere pas qu'en continuant
un commerce avec eux je ne puisse encore par les suites en découvrir d'autres qui nous confirme-
ront de plus en plus dans la pensée qu'on doit avoir, que les modernes se sont à tort attribué la
gloire de l'invention, n'ayant seu-

lement donné qu'un peu plus de
jour aux découvertes de nos premiers Maîtres.

F I N.

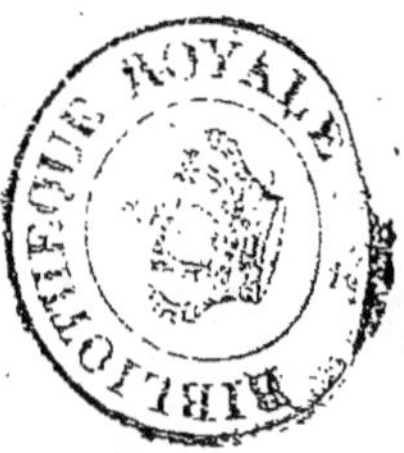

9 782329 070308